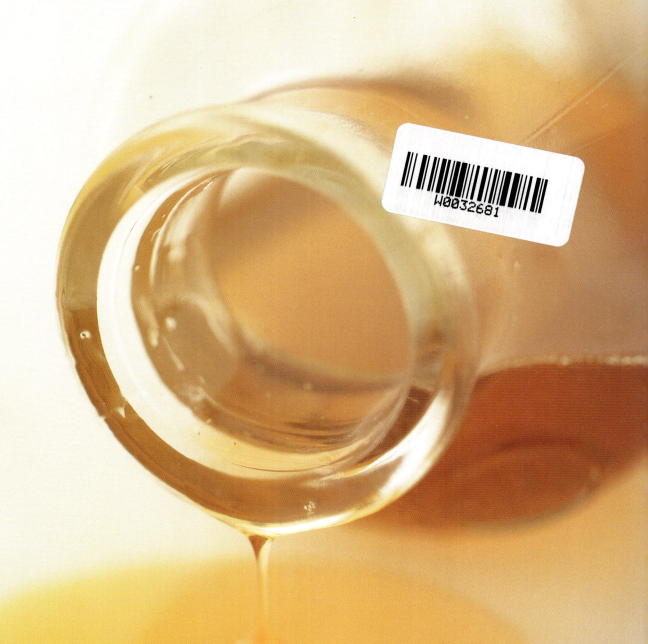

HAND- UND FUSSMASSAGE

Für Jenny Buckley und Gabriella Kispal – mit Liebe und Respekt

© der deutschsprachigen Ausgabe: Gondrom Verlag GmbH, Bindlach 2005
Text © Mary Atkinson 2001
Design © Carlton Books Limited 2001

Titel der englischen Originalausgabe: Hand and Foot Massage

Übersetzung: Tanja Wegberg, Neuruppin
Art Director: Diane Spender
Design: Michael Spender
Commissioning Editor: Claire Richardson
Production: Alastair Gourlay
Photography: John Davis

Redaktion dieser Ausgabe: Dr. Iris Hahner, Beate Kunze
Umschlaggestaltung: HildenDesign, München
Coverabbildung: © Carlton Books Ltd
Satz der deutschen Ausgabe: Ursula Neubauer

Wichtiger Hinweis:
Für die Anwendung und Qualität der Produkte, Verfahren, Kräuterzubereitungen und Öle, die in diesem Buch beschrieben sind, können die Autorin und der Verlag nicht haftbar gemacht werden. Beachten Sie grundsätzlich die Anweisungen der Hersteller und suchen Sie im Zweifelsfall sachkundigen Rat. Verwenden Sie keine Kräuterzubereitungen oder Öle, ohne vorher einen Fachmann konsultiert zu haben, wenn Sie schwanger sind, regelmäßig oder über einen längeren Zeitraum Medikamente einnehmen oder an einer Überempfindlichkeit der Haut leiden. Eine Haftung des Verlages und seiner Beauftragten für Personen-, Sach- und Vermögensschäden ist ausgeschlossen.

Alle Rechte vorbehalten:
Kein Teil dieses Werkes darf ohne schriftliche Einwilligung des Verlages in irgendeiner Form (Fotokopie, Mikrofilm oder ein anderes Verfahren) reproduziert oder unter Verwendung elektronischer Systeme verarbeitet, vervielfältigt oder verbreitet werden.

ISBN 3-8112-2472-7

Mary Atkinson

HAND- UND FUSSMASSAGE

Entspannung und Wohlbefinden
allein und zu zweit

GONDROM

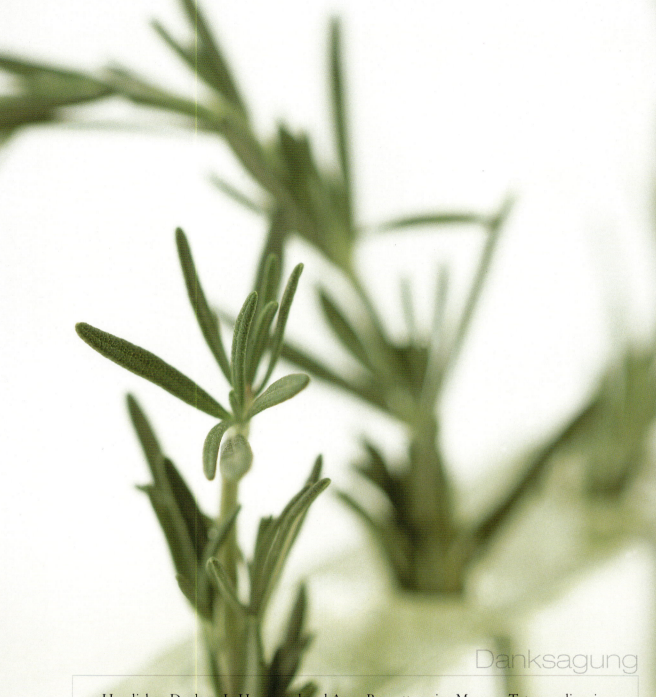

Danksagung

Herzlichen Dank an Jo Hammond und Anne Bennett, meine Massage-Tutoren, die mir das Vertrauen und die Inspiration für dieses Projekt gegeben haben. Auch an Frances Foster, eine ganz besondere Aromatherapeutin, die ihr Wissen mit mir teilte. Mein Dank an Nina Guilfoyle, die mir half, einige der Massageregeln zu entwickeln – und an Peter, Stephen, Sarah, Richard, Emma und Lizzie, die mir ihre Hände und Füße reichten! Ich möchte auch meiner Agentin Chelsey Fox für ihre Entschlossenheit danken, Allyson Bettridge und Susie Jennings für ihre fortwährende Ermutigung sowie Bernadette Cassidy für ihre hilfreichen Kommentare. Außerdem danke ich dem Team von Carlton Books und meinem verständnisvollen Herausgeber Richard Emerson.

Inhalt

*Die Wohltat der
Berührung* 6

*Hand und Fuß –
von außen wie von innen* 12

Öle und Cremes 22

Vorbereitung der Massage 40

Handmassage 56

Fußmassage 72

Massage für jedes Alter 88

Maniküre und Pediküre 98

Die Pflege Ihrer Hände und Füße 110

Index 128

Die Massage ist eine wunderbare Art, sich bei unseren Händen und Füßen für deren tägliche Leistung zu bedanken. Allzu oft nehmen wir unsere Hände und Füße für selbstverständlich. Erst wenn sie uns den Dienst versagen, wird uns bewusst, wie sehr wir uns bei unseren alltäglichen Aktivitäten auf sie verlassen.

Die Wohltat der Berührung

Regelmäßige Pflege – durch Massage, Maniküre und Pediküre – kann zahlreichen Problemen vorbeugen, lässt unsere Hände und Füße attraktiver aussehen und sorgt für seelische und körperliche Gesundheit.

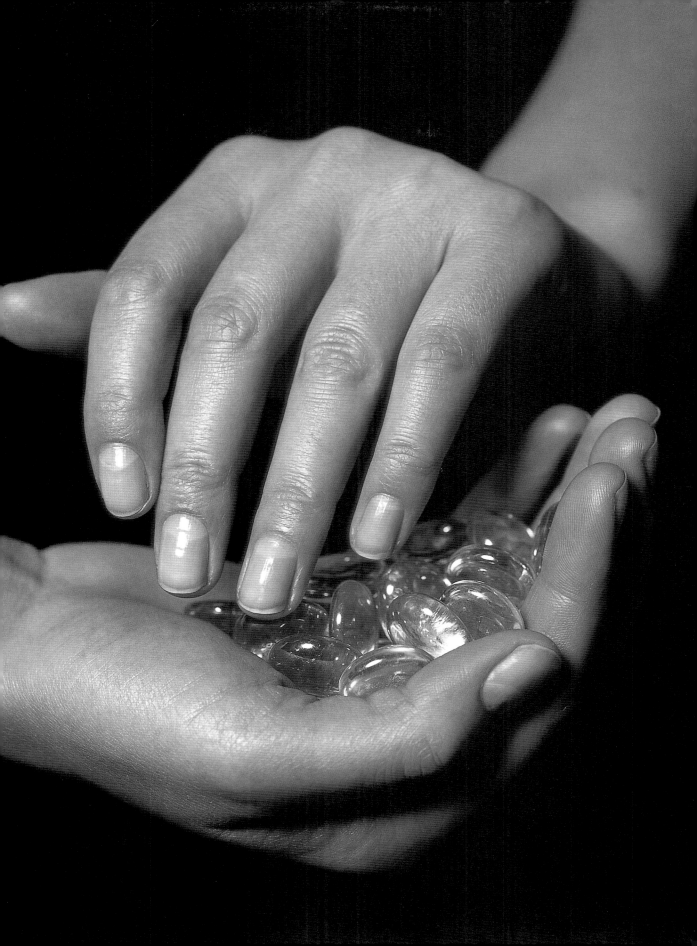

Beruhigen oder anregen

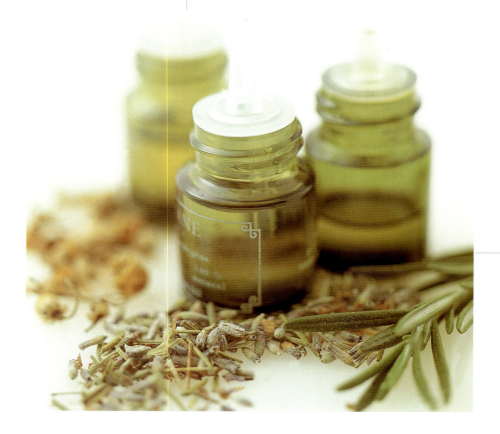

Mit unseren Händen kommunizieren wir, und sie drücken unsere Kreativität aus. Doch wir traktieren sie mit scharfen Reinigungsmitteln. Unsere Füße lassen uns gehen und rennen. Aber wir stopfen sie in schlecht sitzende Schuhe und wollen stundenlang von ihnen getragen werden. Kein Wunder, dass die Haut trocken, spröde und rissig wird, die Gelenke sich versteifen und schmerzen und eine verlangsamte Blutzirkulation zu kalten Fingern und Zehen führt. Hände und Füße verdienen Pflege und Aufmerksamkeit – und reagieren schnell auf therapeutische Berührungen. Die Handflächen und Fußsohlen verfügen über Tausende von sensiblen Nervenenden, welche sie zu den empfindsamsten Bereichen des Körpers machen. Eine Massage kann zu ihrer Anregung oder Beruhigung eingesetzt werden.

Hand- und Fußmassagen können die Erschöpfung nach einem langen Tag mindern oder ein gereiztes Kind in einer schwierigen Phase entspannen. Sie können erfrischen und beleben oder beruhigen und aufbauen. Wenn Sie ein paar grundlegende Techniken beherrschen, können Sie Massagen überall einsetzen – ob Sie in einem überfüllten Flugzeug oder in Ihrem Wohnzimmer sitzen – für sich selbst und andere, für Kinder und Erwachsene.

Die Heilwirkung der Massage ist seit Jahrhunderten bekannt. Inschriften belegen, dass reiche Ägypter sich täglich mit Duftölen massieren ließen, um ihre Haut vor der austrocknenden Wirkung der Wüstensonne zu schützen. Die Römer schätzten die Massage als Abschluss ihrer Badezeremonien, und in Indien gehört die Massage mit duftenden Ölen und Gewürzen zu den grundlegenden Elementen der uralten ganzheitlichen Ayurveda-Medizin. Die rasante Entwicklung der Technik hatte die Vorzüge dieser natürlichen Therapie allerdings für eine Weile in den Hintergrund rücken lassen. Erst in den letzten Jahren ist die Nachfrage nach Massagen wieder gestiegen.

Vorteile der Hand- und Fußmassage

Hände und Füße bieten einen idealen Einstieg in die Massage. Sie sind leicht zugänglich und können jederzeit und überall massiert werden, ohne dass Sie dafür Ihren Lieblingssessel verlassen müssen. Eine besondere Ausrüstung ist nicht erforderlich, und Kosten entstehen lediglich für ein wenig Creme oder Öl. Darüber hinaus muss eine einfache Hand- oder Fußmassage nicht sehr lange dauern, um wirksam zu sein. Tatsächlich genügen schätzungsweise zehn Minuten, um eine erholsame Nachtruhe zu gewährleisten. Was aber für viele das Wichtigste ist, ist die Tatsache, dass sie sich keine Gedanken über das peinliche oder lästige Auskleiden machen müssen.

Vorsicht

Dieses Buch ist kein Ersatz für einen offiziellen Lehrgang, aber es stellt Ihnen einige grundlegende Techniken vor und will Sie ermutigen, Ihren ganz persönlichen Stil der Hand- und Fußmassage zu entwickeln.

Checkliste

Vorteile der Hand- und Fußmassage

Die therapeutische Wirkung der Hand- und Fuß-Massage hält auch noch lange nach Beendigung der Behandlung an. Der kurz- und langfristige Nutzen ist individuell verschieden, nimmt allmählich zu und umfasst folgende Punkte:

- *Linderung von Schmerzen und Steifheit in den Muskeln, Sehnen und Bändern der Hände und Füße.*
- *Erhöhte Beweglichkeit der Hand- und Fußgelenke.*
- *Verbesserte Durchblutung.*
- *Besserer Abbau von Schadstoffen und Wasseransammlungen.*
- *Stärkung des Immunsystems.*
- *Gelegenheit zum Abschalten und Erholen vom Alltagsstress.*
- *Gefühl der Ruhe, Entspannung und des Wohlbefindens.*
- *Verbessertes Hautbild und gesündere Nägel.*
- *Gesteigertes Selbstwertgefühl.*
- *Psychologischer Trost bei Gefühlsschwankungen, wenn Worte versagen.*
- *Enge Bindung – füreinander da sein in schwierigen Zeiten.*
- *Verstärkte Aufmerksamkeit für die Notwendigkeit der Hand- und Fußpflege, die zahlreichen Hand- und Fußproblemen vorbeugen kann.*

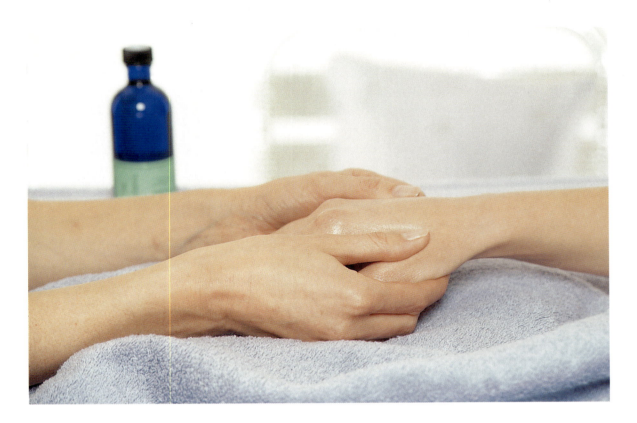

Gesundheitsspezialisten entdecken zunehmend den Nutzen von Hand- und Fußmassagen. Für kranke und ältere Menschen sind sie oft praktischer als Ganzkörper-Massagen. Ausgebildete Therapeuten und Krankenschwestern bieten Massagen in Krankenhäusern und Hospizen an. Verwandte und Freunde, die oft unsicher sind, wie sie einem Angehörigen bei einer Krankheit oder während der Geburt eines Kindes helfen können, haben entdeckt, dass sie mit einer Hand- oder Fußmassage ihre Liebe und Unterstützung zeigen können.

Gutes Aussehen – gutes Gefühl

Hand- und Fußmassagen helfen Muskelverspannungen und -erschlaffungen zu lösen, die häufig durch einseitige Belastungen oder langes Verharren in derselben Körperhaltung entstehen. Sie lindern Steifheit und Beschwerden in den Gelenken, regen die Durchblutung an und leiten Giftstoffe ab, was zu gesünderer Haut und kräftigeren Nägeln führt. Das Wohlgefühl der liebevollen Berührungen setzt Endorphine frei und bewirkt tiefe Entspannung. Zahlreiche Studien haben bewiesen, dass eine einfache Hand- oder Fußmassage deutliche Erleichterung bei emotionalem Stress mit sich bringt und die Angstschwelle senkt.

Vor allem aber geben Ihnen Hand- und Fußmassagen die Zeit, um Ihre wie auch immer geartete Tätigkeit für ein paar Minuten zu unterbrechen und sich zu entspannen. Diese heilwirksame Phase gibt die wohlverdiente Zeit für sich selbst, die Ihnen hilft, sich vom Stress und den Belastungen des Alltags zu befreien. Sie gibt Ihnen Gelegenheit zum Nachdenken und zum Sammeln Ihrer Gedanken. Viele

Menschen verspüren nach der entspannenden Erfahrung einer Hand- oder Fußmassage eine größere Verantwortung für ihre eigene Gesundheit, was wiederum ihr Selbstwertgefühl stärkt.

Regelmäßige Massagen, insbesondere in Verbindung mit Maniküre, Pediküre und allgemeiner Pflege, verbessern den Gesamtzustand Ihrer Hände und Nägel. Nährende Öle und Cremes machen die Haut weich und geschmeidig und die Nägel stark und glänzend. Wenn Sie erst einmal den Unterschied gesehen haben, werden Sie Ihren Händen und Füßen weitaus mehr Respekt entgegenbringen. Wenn sie gut aussehen und sich gut anfühlen, dann geht es auch Ihnen gut!

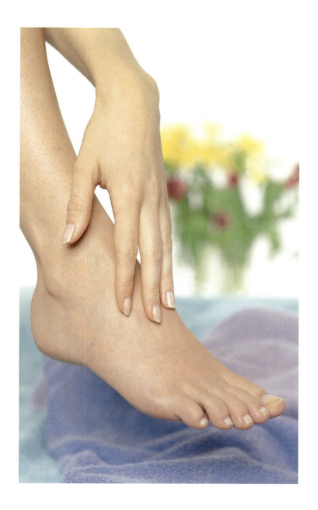

Zum Probieren
Massage-Party

Ihren 30. Geburtstag wollte Jennifer mal ganz anders feiern. Sie organisierte einen Frauenabend mit acht Freundinnen – mit Massageölen! „Das war die beste Party, die ich je erlebt habe", erzählte sie begeistert. „Ich hatte das Zimmer gemütlich hergerichtet und den Anrufbeantworter eingeschaltet, damit wir nicht gestört werden. Dann zogen wir alle Schuhe und Strümpfe aus und massierten einander die Füße.

Zuerst gab es ziemlich viel Gekicher, und wir behaupteten alle, dass wir unsere Füße nicht leiden können, aber bald wurden wir ruhiger. Wir bildeten Paare, und die eine massierte, während die andere sich zurücklehnte und entspannte. Dann wechselten wir die Plätze, sodass wir bei der nächsten Massage einen anderen Partner hatten.

Wir begannen zu experimentieren, strichen und rieben und probierten aus, was sich am besten anfühlte. Jeder hatte so seine Vorlieben und Abneigungen. Eine Freundin war besorgt wegen ihrer kitzligen Füße, und sie war angenehm überrascht, dass die Massage fest war und nicht kribbelte. Während des Massierens war der Raum erfüllt von einer Atmosphäre des Vertrauens.

Ich fühlte mich hinterher fantastisch – friedlich und ausgeglichen. Und ich habe in der Nacht sehr gut geschlafen. Meine Freundinnen haben dasselbe erzählt – wir wollen solche Fußmassagen-Abende jetzt regelmäßig machen."

Die Einsicht in die positive Wirkung der Massage auf unsere physische und psychische Gesundheit hilft Ihnen, Ihren Bewegungsablauf so zu gestalten, dass er für Sie und Ihren Massagepartner den maximalen Nutzen bringt.

Hand und Fuß
– von außen wie von innen

Bevor Sie mit der Hand- und Fußmassage beginnen, müssen Sie sich bewusst werden, dass Hände und Füße einen wichtigen Teil des gesamten Körpers darstellen und nicht unabhängig von den Systemen und Strukturen betrachtet werden können, die jedes einzelne Individuum ausmachen.

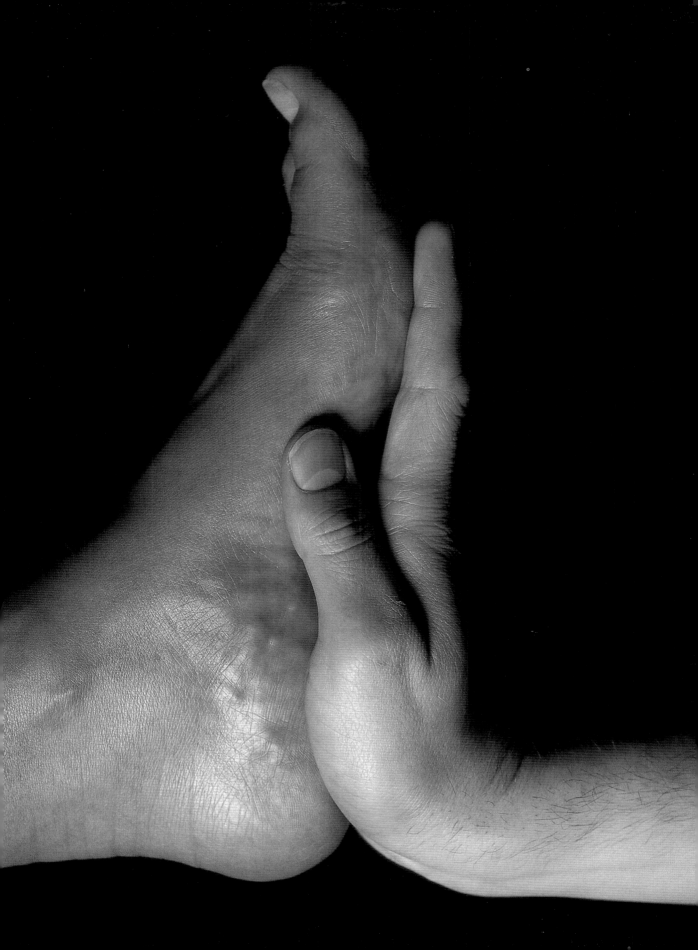

Entspannungs-Reaktion

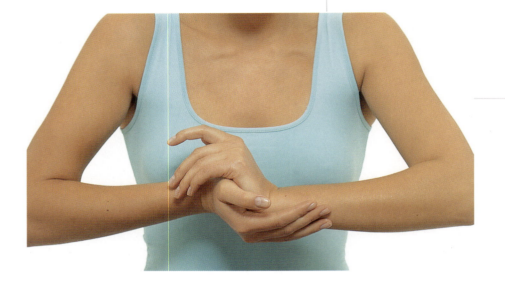

Eine der wertvollsten Wirkungen einer Massage ist tiefe körperliche und geistige Entspannung, die in unserem hektischen modernen Leben immer größere Bedeutung erlangt. Wenn Sie einer stressigen Situation ausgesetzt sind, schüttet Ihr Körper Hormone wie Adrenalin und Cortisol aus, um sich auf eine sofortige Reaktion vorzubereiten. Dieser „Kämpf-oder-flieh"-Reflex ist eine Überlebensstrategie, um mit einer physischen Bedrohung umgehen zu können, wie dem Angriff eines Tieres.

Die Muskeln spannen sich an, um optimal reagieren zu können, entweder mit Abwehr der Attacke oder durch sofortiges Wegrennen. Herz und Lungen arbeiten intensiver, um den Blutfluss zu beschleunigen und die Muskeln und das Gehirn mit Sauerstoff zu versorgen. Blutdruck und Pulsschlag steigen an. Die Atmung beschleunigt sich. Blut wird aus der Haut (Erblassen) sowie aus dem Magen abgezogen, um Muskeln und Gehirn mit mehr Energie versorgen zu können. Kurze Stressphasen, zum Beispiel bei einer wilden Achterbahnfahrt, können belebend wirken und der Gesundheit und dem Wohlbefinden zuträglich sein.

Wenn Stress über Tage, Monate und Jahre andauert, sind Geist und Körper fortwährend angespannt, wodurch Ihre mentale und physische Energie blockiert wird. Dieser Prozess verläuft oft derart schleichend, dass viele Menschen die Veränderungen an sich selbst gar nicht wahrnehmen. Dauerhafter chronischer Stress kann zu hohem Blutdruck, Verdauungsbeschwerden, Migräne, Rückenschmerzen, Herzbeschwerden und Hautproblemen führen. Stresshormone schwächen außerdem das Immunsystem und machen Sie somit anfälliger für Krankheiten.

Fakten

Rund 70 Prozent aller Krankheiten sollen direkt oder indirekt auf Stress zurückzuführen sein.

Wie Massagen unsere Stimmung verbessern

Hand- und Fußmassagen lösen körperliche und mentale Spannungen und stärken das Wohlbefinden.

- Massage lindert physische Beschwerden und Schmerzen und bewirkt eine positivere innere Einstellung. Belastungen und Sorgen werden besser verkraftet.
- Während der Massage können Geist und Körper neue Kräfte sammeln. Die Berührung baut Ihr Selbstwertgefühl auf und unterstützt die Ausschüttung des körpereigenen Wohlfühl-Hormons Endorphin, welches Schmerzen lindert und die Stimmung hebt.
- Tiefe körperliche und geistige Entspannung hilft, den Blutdruck zu senken, verlangsamt die Atmung und lindert Stresssymptome, wodurch die Entwicklung ernsterer langfristiger Gesundheitsprobleme vermieden wird.
- Unterdrückte Emotionen werden gelöst und sorgen für Erleichterung.
- Hand- oder Fußmassage verbessert die Selbstwahrnehmung, die häufig zu einem frühzeitigen Erkennen von Stresssignalen und dem Bedürfnis nach täglichen Entspannungsphasen führt.
- Regelmäßige Hand-Massagen können arthritische Beschwerden lindern und die Beweglichkeit der Finger verbessern – sodass sie beispielsweise eine Tasse halten können. Die Unabhängigkeit des Kranken werden dadurch gefördert und emotionaler Stress reduziert.

Das Kreislaufsystem

Die gesunde Blutzirkulation ist entscheidend für die Vitalität sämtlicher Körperfunktionen. Blut transportiert Sauerstoff und Nährstoffe wie Mineralien, Vitamine und Glukose zu den Milliarden Zellen innerhalb des Körpers, damit sie die Energie produzieren können, mit der Tausende von lebensnotwendigen chemischen Prozessen durchgeführt werden. Während Energie freigesetzt und verbraucht wird, dem so genannten Zellstoffwechsel, werden zahlreiche Abfallprodukte wie Kohlendioxid und Wasser von winzigen Blutgefäßen, den Kapillaren, und den Zellzwischenräumen aufgenommen. Blut dient dazu, diese Stoffwechselprodukte und andere Verunreinigungen wegzuspülen, damit sie sich nicht im Gewebe anreichern.

Der Blutkreislauf wird unterstützt vom Lymphsystem, einem komplizierten Netzwerk von Drüsen, Gefäßen und Röhren, welches sich durch den gesamten Körper zieht und Viren, Bakterien und andere Fremdkörper entfernt, Infektionen bekämpft und überschüssiges Wasser aus dem Gewebe zieht. Jede Verunreinigung wird in der so genannten Lymphflüssigkeit transportiert, die das gesamte Lymphsystem durchläuft und dabei etliche Lymphknoten (sie werden auch als Lymphdrüsen bezeichnet) passiert, wo sie gereinigt und gefiltert wird, ehe sie schließlich vom Blut absorbiert wird.

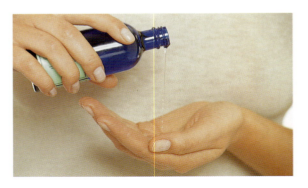

Wie Massagen den Kreislauf in Schwung bringen

Massagen stimulieren den Blutkreislauf und das Lymphsystem. Hände und Füße profitieren von den positiven Effekten:

- Eine verbesserte Blutzirkulation sichert die Versorgung der Körperzellen mit Sauerstoff und Nährstoffen, sodass sie uneingeschränkt arbeiten können und zum Wachsen, Teilen, Erneuern und Heilen angeregt werden.
- Kohlendioxid, Stoffwechselprodukte und Wassereinlagerungen werden schnell abtransportiert, das Hautbild verbessert sich.
- Die erhöhte Blutzufuhr erzeugt Wärme in kalten Händen und Füßen. Das fördert die Entspannung und die Absorption des Öls durch die Haut.
- Ein effektiveres Lymphsystem dient der Vorbeugung und Bekämpfung von Infektionen, auch jener an Händen und Füßen (s. S.120).

Die äußere Hülle

Die Haut ist ein Meisterwerk der Natur. Dieses komplexe und größte Organ des menschlichen Körpers, ist eine überaus flexible Schutzhülle. Sie formt und stützt den Körper und umschließt seine Flüssigkeiten. Die Haut bildet einen Schutz vor inneren Verletzungen sowie gegen unerwünschte Eindringlinge wie Bakterien, Pilze und Viren. Obwohl sie in hohem Maße wasserdicht ist, lässt sie doch die Absorption von Wasser und anderen Substanzen wie reinen ätherischen Ölen zu. Die Haut besteht aus drei Schichten: der Oberhaut (Epidermis), der Lederhaut (Corium) und der Unterhaut (Subcutis). Jeder dieser Schichten hat einen anderen Aufbau und unterschiedliche Funktionen.

Fakten

Die Blutzirkulation durch die Haut kann wenn erforderlich auf das 150fache steigen, um die Haut vor Wärmeverlust zu schützen.

Die Oberhaut

Jene oberste Hautschicht, die wir sehen und berühren können, wird als Oberhaut oder Epidermis bezeichnet. Hier findet die Zellerneuerung statt. Die Oberhaut besteht aus Millionen von Zellen, die sich ständig regenerieren. Auch die Epidermis selbst ist noch einmal in verschiedene Schichten unterteilt. In der untersten, der Basalschicht, bilden sich die neuen Zellen. In rund 27 Tagen bewegen sie sich durch die Schichten der Oberhaut, wobei sie sich mit einem festen Protein namens Keratin anreichern, langsam abflachen und schließlich sterben. Wenn sie die Hautoberfläche erreicht haben, werden sie durch die Berührung von Kleidern oder anderen Texturen abgerieben. Dann treten neue Zellen an ihre Stellen, und der Kreislauf geht weiter. Falls tote Zellen nicht entfernt werden, wird die Haut trocken, spröde und stumpf.

Fakten

Die Haut produziert ein Pigment namens Melanin, um sich vor schädlicher Sonneneinstrahlung zu schützen. Zu starke Sonneneinwirkung kann jedoch zu Altersflecken und einem ledrigen Erscheinungsbild führen. Schützen Sie Ihre Haut also bei sonnigem Wetter.

Die Lederhaut

Die Lederhaut liegt unmittelbar unter der Oberhaut. Ihre Hauptfunktion ist die Versorgung der Epidermis und anderer Hautstrukturen. Das so genannte Corium enthält Blut- und Lymphgefäße, Nervenenden, Schweiß- und Talgdrüsen sowie Haarfollikel.

- Sensible Nervenenden in der Haut liefern wichtige Informationen über die Umgebung. Sie reagieren extrem empfindsam auf Hitze, Kälte, Beschädigungen, leichte Berührungen sowie starken Druck und reagieren darauf durch Rückmeldung an das Gehirn.
- Die Schweißdrüsen sind wichtig für die Beseitigung überschüssiger Wärme und giftiger Abfallprodukte. Sie reagieren auf Hitze, Anstrengung sowie auf emotionale und hormonelle Veränderungen. Die Füße besitzen rund 250.000 Schweißdrüsen – mehr als jeder andere Teil unseres Körpers –, daher ist es kaum überraschend, dass viele Menschen unter schwitzenden Füßen leiden. Man schätzt, dass der Fuß jeden Tag rund einen Viertel Eierbecher Feuchtigkeit abgibt.
- Die Talgdrüsen sondern eine ölige Flüssigkeit ab, die wie ein natürlicher Feuchtigkeitsspender dafür sorgt, dass die Haut weich und geschmeidig bleibt. Wenn die Aktivität der Talgdrüsen eingeschränkt ist, wird die Haut trocken, sehr dünn und anfälliger für Verletzungen und Infektionen. Hautfette sorgen auch für die Wasserfestigkeit der Haut und bilden gemeinsam mit dem Schweiß einen Säuremantel, der das Bakterien- und Pilzwachstum hemmt. Werden Hände und Füße sehr heißem Wasser ausgesetzt oder kommen mit scharfen Seifen und Chemikalien in Kontakt, kann das den natürlichen Schutzmantel zerstören. Die Talgdrüsen sind bis auf die Handflächen und die Fußsohlen über den ganzen Körper verteilt.

Die Unterhaut

Diese Hautschicht liegt unterhalb der Lederhaut und enthält Fettgewebe. Sie schützt vor Wärmeverlust und dient auch als Schutzpolster für die darunter liegenden Strukturen sowie als Fett-Vorratskammer für Energie.

Die Dicke der Haut

Die Haut ist unterschiedlich dick. Am dünnsten ist sie um die Augen herum, nämlich nur 0,5 Millimeter. An den Handflächen und Fußsohlen dagegen hat sie eine Dicke von 6 Millimetern. Tatsächlich besitzen die Hände und Füße eine zusätzliche Hautschicht, die eine gefurchte, rutschfeste Oberfläche besitzt. Diese Furchen sind in einem bestimmten Muster angeordnet, wodurch die individuellen Fingerabdrücke entstehen.

Gesunde Nägel

Die Nägel sollen die empfindsame Haut an Fingern und Zehen vor Verletzungen schützen und uns ermöglichen, eine Vielzahl von Aufgaben zu bewältigen. Finger- und Zehennägel wachsen aus der Lederhaut, die reichlich mit Blut- und Lymphgefäßen ausgestattet ist. Dadurch können

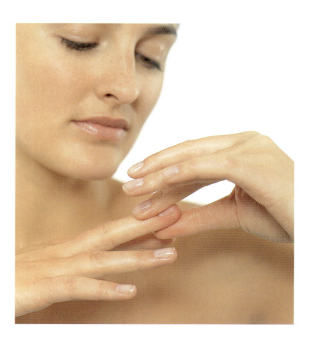

Nährstoffe und Sauerstoff in die Zellen der wachsenden Nägel befördert und Abfallprodukte rasch abgebaut werden. Der Nagel ist mit einem Gewebe verbunden, das als Nagelbett bezeichnet wird. Die hellrosa Färbung eines gesunden Nagels entsteht durch die darunter liegenden Blutgefäße, die für die Versorgung zuständig sind. Er verfärbt sich weiß, wenn er sich vom Nagelbett gelöst hat.

Ein Nagel wird aus Zellen gebildet, die sich an der Nagelwurzel sammeln und fortwährend vermehren. Diese Zellen wachsen in Richtung Nagelspitze und reichern sich dabei mit dem festen und beständigen Eiweißstoff Keratin an, der Nägel, Haare und Haut so belastbar macht. Der sichtbare Nagel, die Nagelplatte, setzt sich aus Keratinschichten zusammen, die von Fetten und Feuchtigkeit zusammengehalten werden, die die Elastizität gewährleisten. Die halbrunden weißen Bereiche unterhalb des Nagels werden Lunula oder Nagelmond genannt und sind der einzige sichtbare Teil des Nagelbetts. Das Nagelhäutchen, jene geschmeidige Hautfalte genau oberhalb des Nagelbetts, soll die wachsende Nagelbasis vor Verletzungen und Infektionen schützen, indem es die Öffnung zwischen Haut und Nagel versiegelt. Wenn das Nagelbett verletzt wird, kann dies zu Nagelverformungen führen.

Fingernägel wachsen etwa doppelt so schnell wie Fußnägel. Bei einem Erwachsenen dauert es rund sechs Monate, bis ein gesunder Fingernagel vom Nagelhäutchen bis zum freien Rand gewachsen ist; ein Zehennagel benötigt dafür zwölf Monate. Im Alter verlangsamt sich das Wachstum. Fingernägel wachsen schneller an der Hand, die Sie hauptsächlich benutzen – wahrscheinlich weil mehr Bewegung die Durchblutung fördert.

Fakten

Im Sommer wachsen Nägel schneller, weil die UV-Strahlen der Sonne die Zellteilung anregen, im Winter langsamer, weil der Kreislauf etwas träger wird.

Wie Massagen die Haut unterstützen

Hand- oder Fußmassagen haben viele positive Auswirkungen auf den Zustand, die Beschaffenheit und das Erscheinungsbild Ihrer Haut und Nägel.

- Die Massage regt den Blut- und Lymphkreislauf an, wodurch die Versorgung der wachsenden Zellen mit Nährstoffen und Sauerstoff sowie der Abtransport von Verunreinigungen und Wasseransammlungen aus dem Gewebe beschleunigt wird. Dies bildet ideale Bedingungen für Zellwachstum, -erneuerung, -reparatur und -teilung.
- Die Reibung der Hände und verbesserte Blutzirkulation unterstützen das Abreiben abgestorbener Hautzellen. Diese Abschuppung bewahrt die Haut vor Austrocknung.
- Die Talgdrüsen werden zu erhöhter Talgproduktion angeregt, was die Haut weich und geschmeidig erhält und Schutz vor Infektionen bietet.
- Auch die Schweißdrüsen werden stimuliert, was beim Abtransport von Abfallprodukten hilfreich ist und die Poren vor der Verstopfung durch Schmutzpartikel und tote Hautzellen schützt.

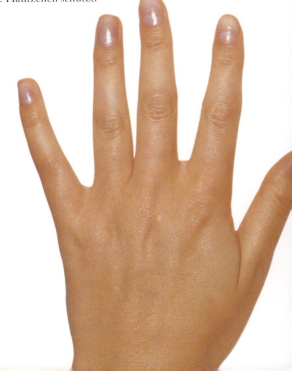

- Die Massage mit einer Feuchtigkeitscreme oder mit Öl hält die Haut geschmeidig und schützt sehr trockene Haut davor, spröde und rissig zu werden.

Muskeln, Knochen und Sehnen

Hände und Füße verfügen über erstaunliche Bewegungsmöglichkeiten. Der Grund ist das Zusammenspiel von Knochen, Muskeln und anderen Strukturen, zum Beispiel der Sehnen und Bänder in Handgelenk, Hand, Knöchel und Fuß. Ihr Zusammenspiel ermöglicht uns so komplexe Bewegungsabläufe wie das Gehen und Springen. Knochen bilden das Gerüst des Körpers, sie unterstützen und formen die Strukturen wie Hände und Füße. Wo bewegliche Knochen aufeinander treffen, bilden sie Gelenke. Verschiedene Gelenke ermöglichen die unterschiedlichsten Arten der Bewegung.

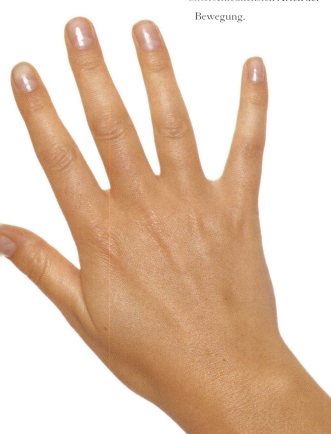

Muskeln und Sehnen

Muskeln sind an beiden Seiten eines Gelenks mit den Knochen verbunden, und zwar mit einem zähen Verbindungsgewebe, den Sehnen. Die Muskeln üben einen Zug auf die Sehne aus, welche den Knochen sowie jedes Gewicht, das er trägt, bewegt. Muskeln und Sehnen arbeiten paarweise zusammen, um Bewegungen zu erleichtern. Die eine Muskel-Sehnen-Verbindung wird angespannt, um einen Knochen zu heben, während die andere entspannt, um diese Bewegung zuzulassen – und umgekehrt. Sehnen können die verschiedensten Formen haben. Die Sehnen in Händen und Füßen sind lang und von flüssigkeitsgefüllten Gleitröhren, den Sehnenscheiden, umgeben. Im Alter tendieren die Sehnen und Bänder dazu, sich zu verkürzen, was zu Steifheit und eingeschränkter Beweglichkeit führen kann.

Bänder

An den Gelenken werden die Knochen von extrem belastbarem Bindegewebe stabilisiert, den Bändern. Die Bänder dehnen sich, wenn das Gelenk bewegt wird, aber da sie nur begrenzt flexibel sind, sorgen sie dafür, dass keine exzessiven Bewegungen der Knochen vorgenommen werden können. Manche Menschen verfügen über so genannte „Gummigelenke", das heißt, ihre Bänder sind enorm dehnbar und erlauben ihnen eine größere Bandbreite an Bewegungen.

Muskeln und Blutversorgung

Muskeln haben eigene Blut- und Lymphgefäße. Wenn der Muskel entspannt ist, fließt mit Sauerstoff angereichertes Blut hinein und versorgt das Gewebe. Ist der Muskel angespannt, wird sauerstoffarmes Blut hinausgepresst, das Verunreinigungen und Stoffwechselprodukte mit sich nimmt. Wenn Muskeln überlastet oder verkrampft sind, behindert dies die lokale Blut- und Lymphzirkulation, dadurch wird die Sauerstoffversorgung blockiert, und die Abfallprodukte reichern sich an. Das beeinträchtigt natürlich die Funktion des Muskels und führt zu Muskelschwäche, Entzündungen, Beschwerden sowie vorübergehenden Schmerzen.

Die Muskeln und Knochen der Hand

Die Hand ist wunderbar vielseitig. Sie ist stark genug, um zu greifen und schwere Gegenstände zu tragen, aber auch präzise und flexibel genug, um hoch komplizierte Bewegungen wie Schreiben oder das Drehen eines Türknaufs auszuführen. Jede Hand besteht aus 27 Knochen. Es gibt:

- acht Handwurzelknochen, sie sind in zwei Reihen zu vier angeordnet. Sie bilden das Gelenk;
- fünf Mittelhandknochen, die sich vom Gelenk bis zum Finger erstrecken und die Handfläche bilden;
- vierzehn Fingerknochen – zwei im Daumen und je drei in den übrigen Fingern.

Fakten

Nur Menschen und die übrigen Primaten können eine greifende Bewegung machen, bei der Daumen und Finger unabhängig voneinander bewegt werden.

Der Unterarm besteht aus zwei langen Knochen – Elle und Speiche – , die vom Ellbogen ausgehen und in Verbindung mit den Handgelenkknochen eine große Bandbreite an Bewegungen ermöglichen.

Die Hand verfügt nur über wenige Muskeln. Einige davon befinden sich am äußeren Rand der Handfläche sowie an der Daumenwurzel. Durch kleine Muskeln zwischen den Mittelhandknochen können sich die Finger seitwärts bewegen. Im Unterarm liegen die Muskeln, die hauptsächlich die Hand bewegen. Sie sind über lange Sehnen mit den Fingern verbunden. Die Unterarmmuskulatur ermöglicht das Drehen der Handfläche, das Rotieren des Handgelenks sowie das Beugen und Strecken der Finger. Gelenke, die Knöchel, in Fingern und Daumen unterstützen die Bewegung.

Sehnen sind am einen Ende mit dem Armmuskel und am anderen Ende mit den Fingerknochen verbunden. Wenn sich die entsprechenden Muskeln zusammenziehen, ziehen sie an der Sehne und beugen oder strecken auf diese Weise den Finger. Die Sehnen sind durch ein starkes Band genau über dem Handgelenk mit diesem verbunden.

Zum Ausprobieren

Um Ihre Sehnen in Aktion zu sehen, legen Sie Ihre Handfläche auf einen ebenen Untergrund. Dann heben Sie Ihre Finger und den Daumen an. Sie sehen die fünf Sehnen auf Ihrem Handrücken arbeiten. Um die entgegengesetzte Tätigkeit zu sehen, halten Sie Ihre Hand mit dem Handrücken nach oben. Schieben Sie Ihren Ärmel hoch, sodass Sie Ihren Unterarm sehen können. Beugen Sie nun Ihre Finger nach und nach in Richtung Handfläche.

Die Muskeln und Knochen des Fußes

Der Fuß trägt das Gewicht des gesamten Körpers und dient als kraftvoller Hebel bei der Vorwärtsbewegung, beim Gehen und Rennen. Zusammen mit anderen Sinnen hilft er uns, das Gleichgewicht zu halten. Diese Aufgaben löst er mithilfe des Zusammenspiels von Knochen, Bändern, Sehnen und Muskeln. Die Knochen des Fußes sind nach einem ähnlichen Schema aufgebaut wie jene der

Hand, doch ist der Fuß stärker und weniger flexibel strukturiert. Er besteht aus 26 Knochen, nämlich:

- sieben Fußwurzelknochen, ungleichmäßig geformte Knochen, welche den Knöchel bilden. Der größte Fußwurzelknochen, das Fersenbein, bildet die Ferse;
- fünf Mittelfußknochen, die sich von der Ferse bis zu den Zehen erstrecken und den eigentlichen Fuß bilden. Der Mittelfußknochen an der Innenseite des Fußes ist der dickste und stärkste, er trägt das meiste Gewicht;
- vierzehn Zehenknochen – zwei im großen Zeh und je drei in den anderen Zehen.

Die Knochen und Gelenke des Fußes bilden Bögen zwischen Ballen und Ferse – zwei der Länge nach und einer quer über den Fuß. Wenn Sie den Abdruck eines normalen, gesunden Fußes betrachten, sehen Sie, dass nur die äußeren Ränder des Fußes den Boden berühren. Die Wölbung des Fußes, die durch starke Bänder und Muskeln gehalten wird, stützt den Fuß, wirkt stoßdämpfend und hat eine Hebelwirkung beim Gehen, Rennen und Springen. Die Höhe der Wölbung bestimmt die Form des Fußes. Wenn die Muskeln und Bänder jedoch überanstrengt werden, schwächt dies die Fußwölbung und kann unter Umständen zum so genannten Plattfuß führen (siehe Seite 122).

Der Unterschenkel besteht aus zwei langen Knochen – Schienbein und Wadenbein -, welche dem Fuß zusammen mit dem Knöchel eine große Bandbreite an Bewegungen ermöglichen.

Der Fuß hat nur wenige Muskeln. Sie befinden sich hauptsächlich in der Sohle und dienen dem Beugen und Spreizen der Zehen. Der große Zeh wird von einem eigenen Muskel kontrolliert, da er beim Gehen und für das Gleichgewicht besonders wichtig ist. Kleine Muskeln auf der Fußoberseite dienen dem Strecken und Anheben der Zehen. Die Hauptmuskeln sind mit den Knochen des Fußes durch lange Sehnen verbunden. Starke Bänder stützen das Knöchelgelenk. Wenn sich die entsprechenden Muskeln zusammenziehen, ziehen sie an den Sehnen und strecken oder beugen so den Fuß und die Zehen. Muskeln auf der Vorderseite des Beins sorgen für ein Hochbiegen des Fußes am Knöchel und Strecken der Zehen; während Muskeln auf der Rückseite des Beines die Ferse heben und die Zehen nach unten krümmen.

Die Achillessehne auf der Rückseite der Ferse ist die stärkste Sehne des gesamten Körpers. Sie verbindet den Wadenmuskel mit dem Fersenbein, dem größten Knochen des Fußes. Diese dicke Sehne ist deutlich sichtbar, wenn Sie auf den Zehenspitzen stehen.

Wie Massagen den Muskeln, Sehnen und Bändern nutzen

Hand- und Fußmassagen fördern die Gesundheit, Stärke und Beweglichkeit von Muskeln, Sehnen und Bändern.

- Durch Stimulation von Blut- und Lymphkreislauf werden Muskeln und Gelenke mit Nährstoffen und Sauerstoff versorgt und Stoffwechselprodukte und Wassereinlagerungen abtransportiert. Die Beweglichkeit der Gelenke wird verbessert; Steifheit, Ermüdung und Schmerzen werden reduziert.
- Die erhöhte Blutzufuhr sowie die Reibungswärme erzeugen eine angenehme Temperatur, was die Entspannung fördert und Schmerzen lindert.

Nehmen Sie sich Zeit, die besten Öle oder Cremes auszuwählen, denn dies erhöht die Wirkung und trägt entscheidend zum Wohlgefühl bei einer Hand- oder Fußmassage bei. Öle und Cremes dienen als Gleitmittel. Sie ermöglichen eine sanftere, flüssigere und effektivere Massage, ohne die Haut zu zerren oder zu dehnen.

Öle und Cremes
für die Massage

Sorgfältig ausgewählte Öle und Cremes unterstützen auch den gesundheitlichen Nutzen einer Massage, weil sie die Haut mit Feuchtigkeit versorgen, stärken und schützen. Diese Cremes und Öle können auch mit ätherischen Duftölen gemischt werden, um eine beruhigende oder anregende Wirkung auf Körper und Geist zu erzielen.

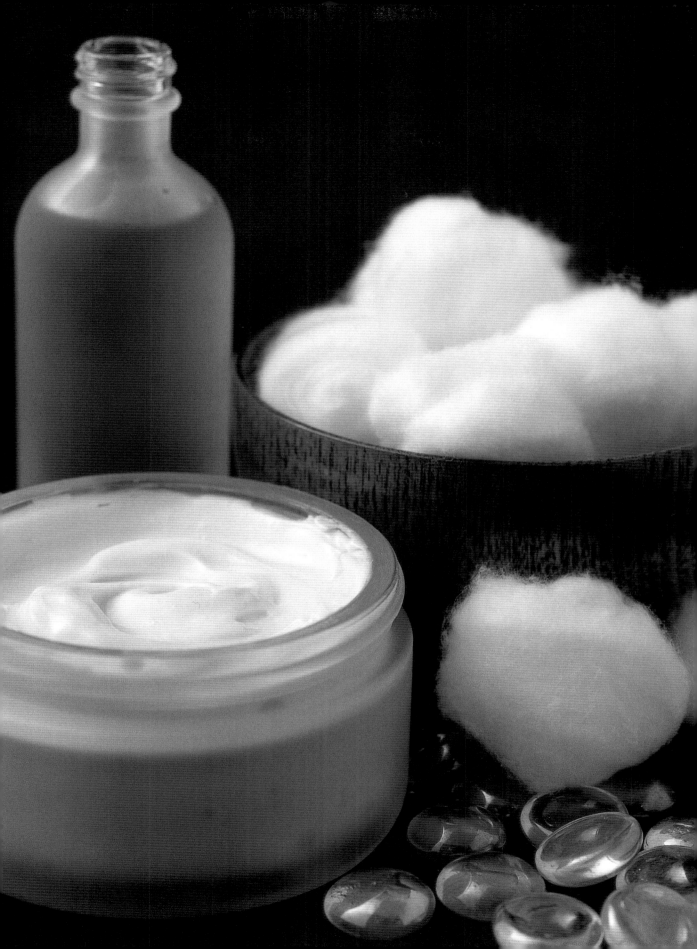

Die Wahl des Massagemittels

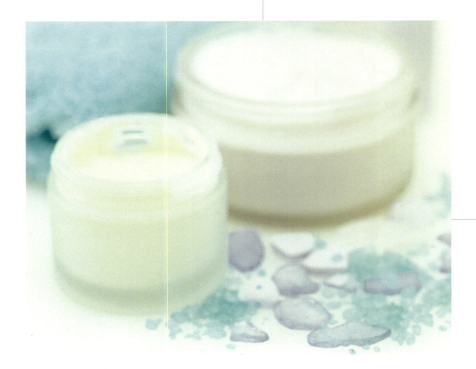

Es gibt viele Öle und Cremes, die ideale Gleitmittel für die Hand- und Fußmassage darstellen. Tatsächlich kann die Auswahl anfangs etwas verwirrend sein. Drogerien, Supermärkte und Naturkostläden verfügen über ein ganzes Sortiment an fertig gemischten Hand- und Fußmassagemitteln, die an die individuelle Hautbeschaffenheit angepasst sind oder eine spezielle Stimmung vermitteln sollen. Vielleicht möchten Sie auch die Weisheit früherer Generationen nutzen und Ihre eigenen Cremes und Öle mischen, indem Sie natürliche Ingredienzen verwenden und ätherische Öle hinzufügen, um Ihren Massagen die so bedeutsame ganz persönliche Note zu verleihen. Es lohnt sich, mit den verschiedensten Massageölen und -cremes zu experimentieren, um herauszufinden, welche für Sie am wirksamsten und am angenehmsten sind. Möglicherweise hat Ihr Massagepartner ebenfalls ganz bestimmte Vorlieben.

Öl oder Creme?

Massageöle sind fertig erhältlich und außerordentlich vielseitig. Sie machen die Haut weicher und versorgen sie mit wichtigen Nährstoffen, und sie lassen Ihre Hände gut gleiten, sodass sie leicht von einer Bewegung zur nächsten übergehen können. Allerdings finden Männer mit sehr starker Körperbehaarung Massageöl oft unangenehm, weil die Behandlung „zieht". Manche Menschen mögen auch das klebrige Gefühl auf ihrer Haut nach der Massage nicht – deshalb sollten Sie ein Handtuch bereithalten, um den Überschuss abzuwischen. Öl verursacht Flecken. Achten Sie also darauf, dass es nicht auf die Kleidung gelangt.

Viele Menschen sind der Meinung, dass Cremes leichter zu handhaben sind als Öle. Sie gleiten ausgezeichnet und können eine tiefe, feste Massage erleichtern. Besonders bei sehr trockener Haut sind sie empfehlenswert, denn sie bleiben länger auf der Hautoberfläche als Öle, wodurch sie den oberen Hautschichten mehr Zeit zum Absorbieren der Nährstoffe geben. Verwenden Sie eine reichhaltige, nicht-medizinische Creme, die speziell für die Massage entwickelt wurde. Normale Tages- oder Feuchtigkeitscremes und -lotionen werden so schnell aufgenommen, dass Sie sie ständig neu auftragen müssen. Das stört die Kontinuität der Massage.

Der Kauf fertiger Cremes und Öle

Die im Handel erhältlichen fertig gemischten Öle und Cremes können eine gute Grundausrüstung für die Hand- und Fußmassage sein. Viele Marken haben hübsche Verpackungen oder bieten einen speziellen Nutzen, doch seien Sie vorsichtig: Es gibt große Qualitätsunterschiede, also kaufen Sie zunächst kleine Mengen von vertrauenswürdigen Händlern und testen Sie eine Auswahl. Stellen Sie sicher, dass das Öl oder die Creme einen angenehmen Geruch hat und sich gut auf Ihren Händen anfühlt. Einige handelsübliche Mischungen riechen synthetisch, andere fühlen sich klebrig auf Ihren Händen und der Haut Ihres Massagepartners an oder sind zu dünnflüssig, um leicht über die Haut zu gleiten.

Natürliche Pflanzenöle

Sie können auch ein natürliches pflanzliches Öl wählen, zum Beispiel Mandelöl, das Sie alleine oder in Verbindung mit anderen Ölmischungen verwenden können. Bevorzugen Sie unraffinierte Öle, die frei von Zusatzstoffen sind. Kaufen Sie am besten kaltgepresste Öle (schauen Sie aufs Etikett), da Öle, die durch Erhitzen raffiniert werden, viele wertvolle Bestandteile verlieren. Entscheiden Sie sich möglichst für Öl aus ökologischem Anbau, denn dieses wird ohne die Verwendung von chemischen Düngemitteln oder Pestiziden produziert. Naturkostläden, Drogerien und Kataloge für Aromatherapie sind gute Bezugsquellen für qualitativ zufrieden stellende Ölmischungen. Die meisten natürlichen Pflanzenöle haben eine Haltbarkeitsdauer von etwa sechs Monaten, also kaufen Sie sie nicht auf Vorrat. Bewahren Sie sie kühl, trocken und vor Sonneneinstrahlung geschützt auf.

Natürliche Massagecremes

Aus reinen, natürlichen Zutaten können Sie sich Ihre eigene Massagecreme herstellen, oder verwenden Sie eine parfümfreie Creme und fügen Sie ihr reine ätherische Öle hinzu. Viele Naturkostläden und Kataloge für Aromatherapie bieten eine Auswahl von Basiscremes und Zutaten, sodass Sie sich selbst etwas zusammenstellen können. Die meisten Cremegrundlagen bestehen aus einer Kombination natürlicher Ingredienzen wie Bienenwachs, reinen Pflanzenölen und Konservierungsmitteln wie Vitamin E. Basiscremes mit Konservierungsstoffen halten etwa sechs Monate, ehe sie für die Massage unbrauchbar werden. Bewahren Sie sie kühl, trocken und außerhalb direkter Sonneneinstrahlung auf.

Vorsicht

Vermeiden Sie Nussöle bei Allergien gegen Nüsse. Es gibt zwar keine Hinweise darauf, dass Nussöle allergische Reaktionen hervorrufen können, aber Sie sollten das Risiko so gering wie möglich halten.

Reine ätherische Öle

Ätherische Öle unterscheiden sich grundlegend von pflanzlichen Ölen. Sie sind fettfrei, flüchtig und haben einen individuellen Duft. Ätherische Öle sind konzentrierte Wirkstoffe, die aus verschiedenen Pflanzenteilen gewonnen werden – Rinde, Blüte, Blatt, Blütenblatt, Frucht, Harz oder Wurzel. Tatsächlich können verschiedene Teile derselben Pflanze ganz unterschiedliche ätherische Öle ergeben, jedes davon mit seiner eigenen und sehr wirkungsvollen chemischen Mixtur. Es gibt viele verschiedene ätherische Öle, die bei korrekter Anwendung eine Heilwirkung auf Geist, Körper und Emotionen ausüben können.

Einige ätherische Öle sind auch für den Hausgebrauch geeignet, vorausgesetzt, sie werden mit Sorgfalt behandelt. Ätherische Öle dürfen niemals direkt auf die Haut aufgetragen werden – mit Ausnahme von Lavendel- und Teebaumöl. Für die Massage werden ätherische Öle in sehr geringen Mengen und in Verbindung mit pflanzlichen Ölen oder Cremes auf die Haut aufgebracht. Die ätherischen Öle sind leicht löslich und verbinden sich vollständig mit der Trägersubstanz. Diese dient als Hilfsmittel, damit das Öl durch die Hautschichten dringen und in den Blutkreislauf gelangen kann, wo es im Körper verschiedene heilende Funktionen ausüben kann. Die charakteristischen Düfte reiner ätherischer Öle werden auch eingeatmet und können Einfluss auf die Stimmung haben – so wirken Aromen beispielsweise beruhigend, ermutigend oder stimmungsaufhellend.

Ätherische Öle werden in Naturkostläden, Apotheken und Aromatherapie-Läden verkauft. Ein qualifizierter Aromatherapeut kann Ihnen einen seriösen Anbieter empfehlen. Kaufen Sie in jedem Fall mit Vorsicht – ein ätherisches Öl kann innerhalb von 20 Minuten in den Körper eindringen und verbleibt über 24 Stunden im Blutkreislauf, daher ist die Produktreinheit von höchster Wichtigkeit. Das Etikett sollte sowohl den deutschen als auch den botanischen lateinischen

Rezept für eine Basiscreme

(für ca. 500 g)

200 ml Mandelöl

40 g Bienenwachs-Pastillen oder Härtewachs

1 TL Weizenkeimöl

Bienenwachs in ein feuerfestes Gefäß füllen. Mandelöl und Weizenkeimöl dazugeben. In ein heißes Wasserbad stellen, und Wachs zum Schmelzen bringen. Umrühren. Aus dem Wasserbad nehmen, weiter rühren, während die Mischung abkühlt. Sie können 10 Tropfen eines ätherischen Öls oder einer Ölmischung aus 3 Ölen (maximal 10 Tropfen insgesamt) hinzufügen. Nach dem Abkühlen die Mischung in saubere Gefäße mit Schraubdeckel füllen. Kühl und trocken aufbewahren. Die Creme ist bis zu sechs Monate haltbar.

VORSICHT: *Bei einer Weizenallergie, fügen Sie kein Weizenkeimöl hinzu. Die Haltbarkeit verringert sich dadurch auf etwa drei Monate.*

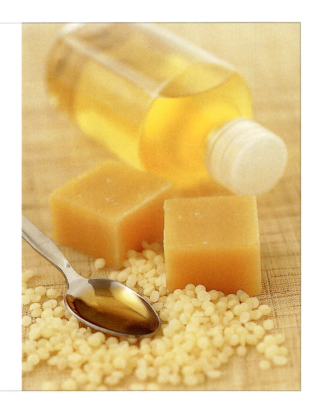

Namen aufführen und Anwendungshinweis inklusive Sicherheitswarnungen enthalten. Achten Sie auf die Bezeichnung „ätherisches Öl", die ein 100-prozentig reines konzentriertes Pflanzenöl garantiert, sowie auf die Chargennummer, das Verfallsdatum und die Adresse des Herstellers.

Kaufen Sie kein Öl, das nicht korrekt etikettiert ist – je mehr Informationen, desto besser. Öle zum Einheitspreis sind oft nicht rein; jedes ätherische Öl sollte einen individuellen Preis haben. Ätherische Öle sollten in dunklen Glasflaschen mit Schraubverschluss verkauft und vor Licht und Hitze geschützt werden. Zu Hause bewahren Sie die Öle am besten in einem abschließbaren Medizinschrank auf, der für Kinder unzugänglich ist. Halten Sie den Deckel fest verschlossen, denn die Öle verfliegen schnell. Die meisten für den Hausgebrauch empfohlenen Öle sind wenigstens zwei Jahre haltbar.

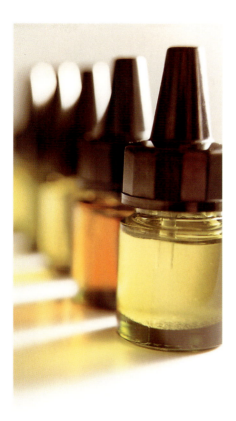

Öle und Cremes mischen

Ätherische Öle sind hoch wirksam und können bei Missbrauch giftig sein. Für die Mischung mit Trägerölen oder -cremes gilt das Motto: „Weniger ist mehr". Es mag verlockend sein, noch einen Tropfen ätherisches Öl extra hinzuzufügen, aber das kann unangenehme Nebenwirkungen wie Hautreizungen auslösen. Wenn Sie Erfahrung mit ätherischen Ölen haben, möchten Sie vielleicht Ihre eigene Mischung zubereiten, folgen Sie aber immer den Anweisungen und halten Sie sich strikt an die Sicherheitsregeln.

Um ein duftendes Massageöl oder eine Creme herzustellen, waschen Sie sich zunächst die Hände und überprüfen Sie, ob alle Utensilien sauber und trocken sind. Füllen Sie die erforderliche Menge Trägeröl (ein einzelnes Öl oder eine Ölmischung in derselben Quantität) oder Basiscreme in eine Flasche oder ein anderes zweckmäßiges Behältnis. Dann fügen Sie das ausgewählte ätherische Öl hinzu. Verrühren Sie es mit der Creme oder dem Trägeröl mithilfe eines Cocktailrührers oder eines sauberen Teelöffels. Waschen Sie sich die Hände. Verwenden Sie zu Beginn einen Tropfen pures ätherisches Öl pro 10 ml (zwei Teelöffel) Pflanzenöl bzw. 50 g Creme.

Wenn Sie empfindliche Haut haben, sollten Sie einige ätherische Öle wie Schwarzen Pfeffer, Pfefferminze oder Römische Kamille sparsam verwenden – ein Tropfen auf 30 ml (sechs Teelöffel) Öl bzw. 150 g Creme. Beim Abmessen des Trägeröls verwenden Sie am besten einen 5 ml-Medizinlöffel, da Teelöffel in ihrer Größe sehr stark variieren. Kaufen

Vorsicht

Damit ätherische Öle vollständig von der Haut absorbiert werden können, waschen Sie mindestens eine Stunde nach der Massage nicht Ihre Hände oder Füße.

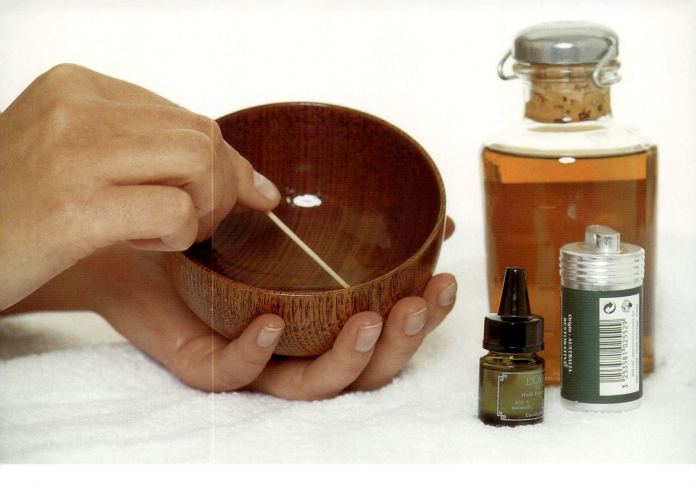

Sie ätherisches Öl in Flaschen mit integriertem Tropfenzähler, damit Sie es tropfenweise entnehmen können. Falls Sie versehentlich zu viel verwendet haben, fügen Sie die entsprechende Menge Trägeröl oder Creme hinzu, um das richtige Verhältnis wiederherzustellen.

Wenn Sie größere Mengen Massageöl oder -creme herstellen wollen, rechnen Sie das genaue Verhältnis von ätherischem Öl zu Trägeröl oder Creme aus – zum Beispiel brauchen Sie fünf Tropfen (zwei Tropfen Römische Kamille, Schwarzen Pfeffer oder Pfefferminze) auf 50 ml (10 Teelöffel) Pflanzenöl oder 250 g Basiscreme. Etikettieren Sie das Behältnis gut leserlich mit Datum und Zutaten und verschließen Sie es gut. Bewahren Sie Ihre Mischung im Kühlschrank auf und verbrauchen Sie sie innerhalb einer Woche.

Öl und Creme auftragen

Sie benötigen eine ausreichende Menge Öl oder Creme, damit Ihre Hände angenehm über die Haut gleiten, aber nicht so viel, dass Ihre Hände wegrutschen und Sie das darunter liegende Gewebe nicht mehr spüren. Die benötigte Menge ist bei jedem Massagepartner anders, je nach Hautbeschaffenheit und Größe seiner Hände oder Füße. Mit Übung und Erfahrung werden Sie bald in der Lage sein, die richtige Menge abzuschätzen. Zu Beginn nehmen Sie lieber etwas zu wenig als zu viel. Für die Handmassage verwenden Sie ungefähr einen Klecks von der Größe eines 10-Cent-Stücks, für die Füße etwas mehr. Eine Hand sollte ständig Kontakt mit der Haut halten, auch wenn Sie mehr Gleitmittel auftragen, denn wenn Sie beide Hände zurückziehen, könnte Ihr Partner sich verlassen und preisgegeben fühlen.

Öl oder Creme sollten am besten angewärmt aufgetragen werden. Hauttemperatur oder etwas mehr ist ideal. Das ist für Ihren Partner angenehm und fördert zudem die Absorption der natürlichen Heilwirkstoffe. Waschen Sie sich zunächst die Hände und wärmen Sie sie dann entweder durch Gegeneinanderreiben oder indem Sie sie für einige Minuten in warmem Wasser baden. Geben Sie dann etwas Öl oder

Creme in eine Handfläche. Reiben Sie Ihre Hände gegeneinander, bis sie von dem Gleitmittel bedeckt sind und sich warm anfühlen. Geben Sie das Gleitmittel nicht direkt auf die Haut Ihres Partners, denn das ist kein besonders angenehmes Gefühl.

Für Öl können Sie eine Plastikflasche mit Spender verwenden. Oder füllen Sie es in einen kleinen Plastiktiegel. Dann können Sie einen oder zwei Finger hineintauchen, wenn Sie mehr Gleitmittel benötigen. Wenn am Ende der Massage noch Öl übrig ist, entsorgen Sie es. Verwenden Sie es keinesfalls wieder, es besteht Infektionsrisiko. Sinnvoll ist es, die Flasche oder den Tiegel auf ein Papiertuch zu stellen, um Fettspritzer aufzusaugen.

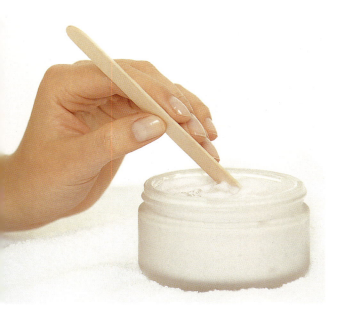

Creme sollte immer nur mit einem Holz- oder Plastikspatel aus der Dose entnommen werden. So vermeiden Sie die Verbreitung von Infektionen und können leicht die gewünschte Menge entnehmen. Am besten platzieren Sie einen zusätzlichen Klecks auf Ihrem Handrücken, damit Sie die Massage nicht unterbrechen müssen, um neue Creme aufzutragen. Der Deckel des Cremegefäßes sollte nach Gebrauch immer geschlossen werden.

Hautempfindlichkeitstest

Einige ätherische Öle können Hautreaktionen hervorrufen. Führen Sie deshalb vorher einen Test durch. Geben Sie einen Tropfen des Öls auf einen Teelöffel pflanzliches Trägeröl und reiben Sie eine kleine Menge dieser Mischung auf die Innenseite des Handgelenks oder hinter die Ohren. Lassen Sie es 24 Stunden einwirken. Meist treten die Reaktionen innerhalb weniger Stunden auf. Verwenden Sie das Öl bei Rötung oder Juckreiz nicht. Waschen Sie es sofort mit kaltem Wasser ab.

Ätherische Öle sicher verwenden

- Beziehen Sie Öle immer von einem seriösen Händler, achten Sie darauf, dass sie ordentlich etikettiert sind und beachten Sie die Gebrauchsanleitung. Mischen Sie mit Trägeröl oder Creme im korrekten Verhältnis.
- Verwenden Sie nur Öle, die für den Hausgebrauch geeignet sind. Oder fragen Sie einen qualifizierten Aromatherapeuten nach anderen geeigneten ätherischen Ölen.
- Niemals unverdünnt auf die Haut auftragen (Ausnahme: Lavendel und Teebaumöl) – immer mit Trägeröl oder Creme mischen.
- Achten Sie darauf, nicht Ihre Augen oder Lippen zu berühren, wenn Sie ätherisches Öl an Ihren Händen haben (auch verdünnt). Falls dennoch Öl in die Augen gerät, spülen Sie mit Mandelöl, um die Schmerzen zu lindern. Im Zweifelsfall holen Sie ärztliche Hilfe.
- Falls Öle versehentlich geschluckt worden sind, holen Sie sofort einen Arzt.
- Für Kinder und Haustiere unzugänglich aufbewahren.
- Verwenden Sie reine ätherische Öle nicht während der Schwangerschaft und Stillzeit sowie bei Säuglingen und Kindern, außer auf Anraten eines qualifizierten Aromatherapeuten.

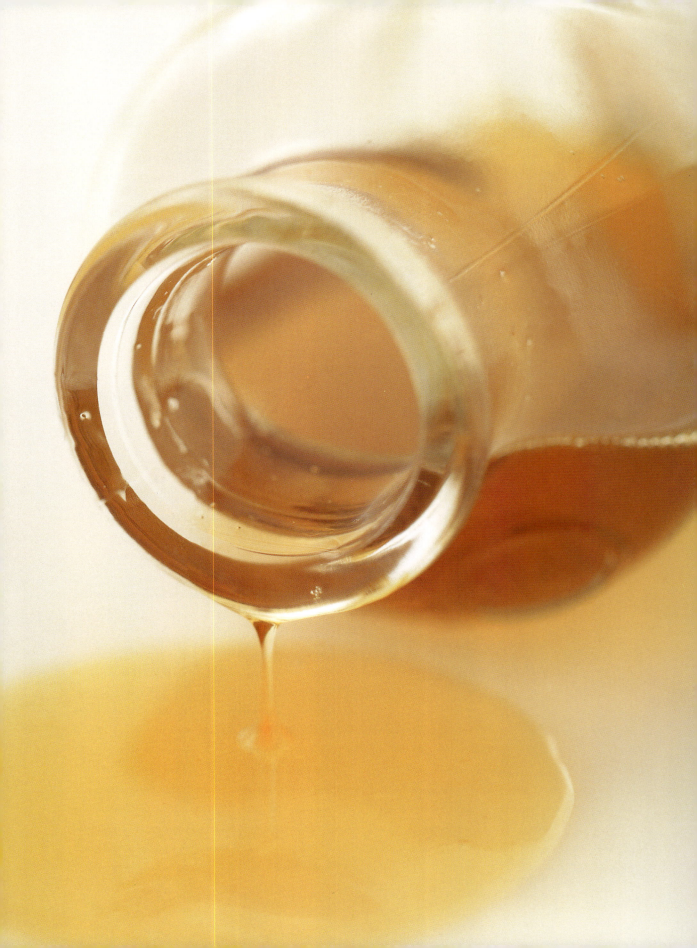

- Einige Öle können Hautirritationen hervorrufen und die Symptome bestimmter Erkrankungen wie Epilepsie, Bluthochdruck, Asthma, Heuschnupfen und Allergien verstärken. Halten Sie sich an die Warnhinweise und vermeiden Sie riskante Öle. Führen Sie immer einen Hautempfindlichkeitstest durch (siehe Seite 29).
- Bitten Sie um professionellen Rat, wenn Sie homöopathische Mittel einnehmen. Einige ätherische Öle können die Wirksamkeit dieser Mittel verringern.
- Verwenden Sie kein Parfüm und versprühen Sie kein ätherisches Duftöl, während Sie ätherische Öle für die Massage benutzen.
- Wechseln Sie verschiedene Öle ab, um optimale Resultate zu erzielen.

Bieten Sie eine Auswahl an

Lassen Sie Ihren Partner seinen Lieblingsduft auswählen. Wenn Sie oder Ihr Partner eine starke Abneigung gegen einen bestimmten Duft haben, verwenden Sie ihn nicht. Wenn möglich, sollten Sie vor dem Kauf an einigen verschiedenen ätherischen Ölen schnuppern.

Die Ursprünge der Aromatherapie

Aromatherapie ist die Anwendung ätherischer Öle mit dem Ziel, einen bestimmten Nutzen für Geist und Körper hervorzurufen. Das Wort „Aromatherapie", das wörtlich bedeutet „Heilbehandlung unter Verwendung von Duftstoffen", wurde von dem französischen Kosmetikchemiker Professor René Gattefosse geprägt, der in den dreißiger Jahren die Wirkung ätherischer Öle untersuchte. Er hatte sich bei einem Experiment die Hand verbrannt. Er steckte sie in den nächstbesten Kanister mit Flüssigkeit. Zufällig war es Lavendelöl. Der Schmerz ließ sofort nach. Seine Hand heilte rasch und entzündete sich nicht.

Traditionelles Bienenwachs

Bienenwachs ist ein uralter Bestandteil der Feuchtigkeitscremes. Schon 150 n. Chr. mischte der griechische Arzt Galen eine Fettsalbe, die aus geschmolzenem Bienenwachs, Olivenöl sowie Wasser oder Duftwasser bestand. Das Rezept wurde später verfeinert. Bienenwachs ist eine wichtige Zutat für jeden Hersteller von Massagecremes. Es verdickt pflanzliche Öle und gibt ihnen damit die richtige Konsistenz für die Massage, zudem hat es selbst heilende Wirkung. Es konserviert die Haut und kann hilfreich bei kleineren Hautproblemen sein. Natürliches, ungebleichtes, gelbes Bienenwachs ist dem gebleichten, weißen Bienenwachs vorzuziehen, da es mit höherer Wahrscheinlichkeit frei ist von chemischen Zusatzstoffen. Bienenwachs ist in den meisten Naturkostläden erhältlich und kann gerieben oder als Pastillen verwendet werden, um Basiscremes herzustellen, denen dann reine ätherische Öle hinzugefügt werden.

Empfohlene Trägeröle

Es gibt ein großes Sortiment von Trägerölen. Hier finden Sie eine Auswahl der gebräuchlichsten Öle für die Hand- und Fußmassage.

Aprikosenkernöl (Prunus armenica)

Dieses Öl wird aus den Samenkörnern des Aprikosenbaums hergestellt. Es ist blassgelb und dem Mandelöl ähnlich. Es enthält viele Mineralstoffe und Vitamine, insbesondere Vitamin A, und wird gut von der Haut aufgenommen.

ANWENDUNG: Aprikosenkernöl ist fettreich, gehaltvoll und glättend, daher besonders geeignet für trockene, alternde und sensible Haut. Es kann pur als leichtes Massageöl verwendet oder mit einem anderen pflanzlichen Öl gemischt werden, zum Beispiel mit Mandelöl. Aprikosenkernöl lässt sich gut mit allen für den Hausgebrauch geeigneten äthe-

rischen Ölen kombinieren. Eine sinnvolle Alternative ist Pfirsichkernöl, das ihm sehr ähnlich ist.
WARNHINWEISE: Wird in der Regel gut vertragen.

Borretschsamenöl (Borago officinalis)

Dieses Öl wird aus den Samen der Borretschpflanze gewonnen. Es ist hellgelb und enthält viele Vitamine, Mineralien und ätherische Fettsäuren, insbesondere Gammalinolensäure.
ANWENDUNG: Borretschsamenöl ist ein guter Feuchtigkeitsspender und für alle Hauttypen verwendbar. Es hat den Ruf, wie ein Jungbrunnen für reife Haut zu wirken, und kann Hautprobleme wie Ekzeme und Schuppenflechte lindern. Da es ein sehr klebriges Öl ist, sollte es zur Massage verdünnt werden. Mischen Sie es im Verhältnis 1:9 mit einem leichteren Trägeröl, zum Beispiel Mandelöl, und verwenden Sie es als Massageöl bei der Herstellung von Basiscremes. Fügen Sie reine ätherische Öle nach Bedarf hinzu.
WARNHINWEISE: Wird in der Regel gut vertragen.

Nachtkerzenöl (Oenothera biennis)

Dieses goldgelbe Öl wird aus den Samen der Pflanze gewonnen. Es ist reich an ätherischen Fettsäuren, insbesondere Gammalinolensäure, und den meisten als Nahrungsergänzungsmittel zur Behandlung von Menstruations- und prämenstruellen Problemen bekannt. Nachtkerzenöl kann aber auch durch Massage auf die Haut aufgetragen werden und so zusätzlichen therapeutischen Nutzen bringen.
ANWENDUNG: Nachtkerzenöl glättet und befeuchtet die Haut und ist daher für trockene, alternde oder schuppige Haut zu empfehlen. Wegen seines hohen Gehalts an Gammalinolensäure kann es auch bei der Behandlung von Hautproblemen wie Ekzemen und Schuppenflechte hilfreich sein. Nachtkerzenöl ist ziemlich klebrig, deshalb vermischt man es am besten mit einem leichteren, flüssigeren Trägeröl wie etwa Mandelöl im Verhältnis 1:9. Diese Mischung kann als Massageöl oder zur Herstellung einer Basiscreme verwendet werden. Wenn Sie wollen, fügen Sie reine ätherische Öle hinzu.
WARNHINWEISE: Wird in der Regel gut vertragen.

Jojobaöl (Simmondsia chinensis)

Jojobaöl wird aus der Frucht einer immergrünen Wüstenpflanze gewonnen. Obwohl als Öl bezeichnet, handelt es sich eigentlich um ein flüssiges Wachs, das bei Raumtemperatur halbfest ist und bei Kälte härter wird. Es ist hellgelb, fast geruchlos und wird gut von der Haut aufgenommen. Jojobaöl hat eine ähnliche chemische Struktur wie Talg, das hauteigene natürliche Reinigungs- und Feuchtigkeitsmittel, und enthält Proteine, Mineralien und Vitamin E, ein natürliches Antioxidans (und damit eine Anti-aging-Funktion).
ANWENDUNG: Jojobaöl ist ein sehr gutes Trägeröl, da es allen Hauttypen gerecht wird, bei Hautreizungen verwendet werden kann und eine hervorragende Feuchtigkeits- und Nährstoffversorgung bietet. Allerdings ist es sehr teuer – verwenden Sie es also sparsam und vermischen Sie es im Verhältnis 1:9 mit einem anderen Trägeröl wie Mandelöl.
WARNHINWEISE: Wird in der Regel gut vertragen.

Mandelöl (Prunus amygdalus)

Dieses Öl wird aus den Kernen des Süßmandelbaums gewonnen. Es ist blassgelb und ein wenig zähflüssig mit einem milden, nussigen Aroma. Mandelöl ist reich an Mineralien, Vitaminen und Proteinen, äußerst vielseitig und hat eine längere Haltbarkeit als die meisten anderen pflanzlichen Öle.
ANWENDUNG: Mandelöl ist eines der beliebtesten Trägeröle für die Hand- und Fußmassage, da es sowohl leicht als auch angenehm zu verarbeiten ist. Es eignet sich sehr gut für Anfänger, denn es kann alleine wie auch in Kombination mit anderen Trägerölen sowie mit reinen ätherischen Ölen für den Hausgebrauch verwendet werden. Darüber hinaus ist es eine nützliche Zutat für selbst gemachte Massagecremes. Mandelöl macht die Haut weich und versorgt sie mit Nährstoffen. Es ist besonders geeignet für trockene, sensible und gereizte Haut.
WARNHINWEISE: Wird in der Regel gut vertragen. Verwechseln Sie Mandelöl nicht mit dem Öl, das aus Bittermandeln hergestellt wird, denn das können Sie zwar als Aroma beim Backen, aber nicht zur Massage verwenden.

Weizenkeimöl (Triticum vulgare)

Weizenkeimöl ist orangebraun und hat einen starken, erdigen Geruch. Es besitzt einen hohen Nährwert – es gilt als eine der besten Quellen von Vitamin E, einem natürlichen Antioxidans mit Anti-aging-Funktion und ist reich an anderen Vitaminen, Proteinen und Mineralstoffen.

ANWENDUNG: Weizenkeimöl hilft der Heilung von Narbengewebe und Verbrennungen. Es belebt alternde und trockene Haut und hilft überanstrengten Muskeln. Weizenkeimöl ist fetthaltig und zähflüssig, kombinieren Sie es mit einem anderen Trägeröl im Verhältnis 1:9. Wegen seines Gehalts an Antioxidantien verlängert Weizenkeimöl die Haltbarkeit weniger beständiger Öle um etwa einen Monat.

WARNHINWEISE: Wird von einigen Personen nicht gut vertragen. Nicht verwenden bei Weizenallergie.

Empfehlenswerte ätherische Öle

Diese Öle können Sie gefahrlos zu Hause verwenden, solange Sie sie mit einem Trägeröl oder einer Basiscreme im korrekten Verhältnis mischen. Beachten Sie die Sicherheitsregeln.

Schwarzer Pfeffer (Piper nigrum)

Dieses würzig duftende Öl wird aus getrockneten und zerstoßenen schwarzen Pfefferkörnern gewonnen, den Früchten einer ostasiatischen Kletterpflanze. Schwarzer Pfeffer wird als kulinarisches wie medizinisches Gewürz sowohl im Fernen Osten als auch in Europa sehr geschätzt. Attila der Hunnenkönig soll große Mengen schwarzen Pfeffers als Lösegeld für die Stadt Rom verlangt haben.

ANWENDUNG: Schwarzer Pfeffer hat eine wärmende, anregende Wirkung, die ihn zu einer nützlichen Zutat in Öl oder Creme für die Hand- und Fußmassage macht. Normalerweise wird er Massagemischungen zum Entspannen müder Muskeln und zum Lindern von Muskelschmerzen und Steifheit hinzugefügt. Da er die Blutzirkulation anregt, ist er eine gute Wahl bei Personen mit Kreislaufproblemen – besonders hilfreich ist er bei Frostbeulen. Auf emotionaler Ebene wirkt schwarzer Pfeffer ermutigend und wird oft verwendet, um den „Kämpfergeist" zu wecken.

WARNHINWEISE: Wird in der Regel gut vertragen, kann aber bei manchen Menschen wegen seiner hautwärmenden Eigenschaften Reizungen hervorrufen. Bei sensibler Haut das Öl sparsam verwenden – ein Tropfen auf 30 ml (sechs Teelöffel) Trägeröl oder in 150 g Creme. Tragen Sie zunächst ein wenig verdünntes Öl auf die Haut auf und warten Sie, ob eine Reaktion erfolgt. Nicht zusammen mit homöopathischen Mitteln verwenden, da sie sich gegenseitig negativ beeinflussen können. Für die Verwendung im Schwangerschaft und Stillzeit sowie bei Säuglingen und Kindern ziehen Sie bitte einen Aromatherapeuten zu Rate.

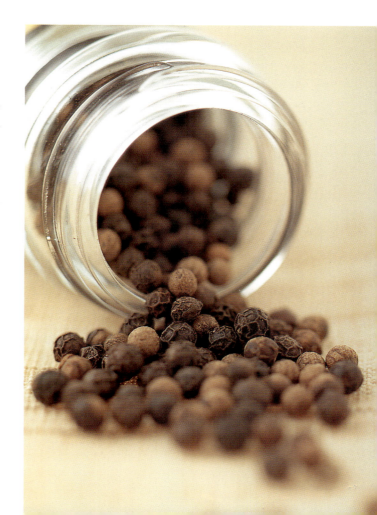

Zedernholzöl (Cedrus atlanticus)

Dieses gelbliche Öl wird aus dem duftenden Holz der immergrünen Atlaszeder, gewonnen. Zedernholzöl ist wohl eins der ersten bekannten ätherischen Öle und wird heute noch in der traditionellen tibetanischen Medizin verwendet. Es hat einen milden, holzigen Duft, der den meisten Männern mehr zusagt als die blumigen Aromen anderer ätherischer Öle.

ANWENDUNG: Zedernholzöl ist blutstillend und antiseptisch, wodurch es sich für eine Reihe von Hautbeschwerden eignet, insbesondere Juckreiz und Pilzinfektionen. Es ist ein anregendes Öl, das wie ein Tonikum auf den gesamten Körper wirkt, den Blutkreislauf anregt und arthritische oder rheumatische Schmerzen lindern kann. Auf das Nervensystem wirkt es beruhigend, es löst Spannungen und stärkt das Vertrauen. Zedernholzöl wird auch als Aphrodisiakum betrachtet, daher ist es eine gute Wahl für eine sinnliche Massage.

WARNHINWEISE: Nicht während Schwangerschaft und Stillzeit sowie bei Säuglingen und Kleinkindern anwenden. Kann Hautreizungen hervorrufen, daher etwas verdünntes Öl auf die Haut auftragen und warten, ob eine Reaktion erfolgt. Prüfen Sie vor dem Kauf den botanischen Namen auf dem Etikett, denn es gibt zahlreiche Varianten.

Weihrauchöl (Boswellia carteri)

Dieses blassgelbe oder grünliche Öl, das aus dem Harz des kleinen Baums gewonnen wird, hat einen warmen, intensiven, süßen und holzigen Duft. Weihrauch war eine der drei Gaben, welche die Heiligen Drei Könige dem Jesuskind als Zeichen ihrer Wertschätzung darreichten. Zu jener Zeit war es fast so wertvoll wie Gold.

ANWENDUNG: Weihrauchöl kann für alle Hauttypen verwendet werden, besonders zum Befeuchten und Glätten von trockener und reifer Haut. Dieses ätherische Öl wird Massagecremes und -ölen hinzugefügt, um Entspannung zu fördern und Trägheit zu überwinden. Es bewirkt eine tiefe, langsame Atmung und wird oft zur Meditation verwendet, um die Gedanken zu sammeln und zu fokussieren. Weihrauch wird besonders von Männern geschätzt.

WARNHINWEISE: Wird in der Regel gut vertragen. Für die Verwendung in Schwangerschaft und Stillzeit sowie bei Säuglingen und Kindern einen Aromatherapeuten fragen.

Geranienöl (Pelargonium graveolens)

Dieses blassgrüne Öl wird aus den Blättern der Geranie gewonnen, die traditionell als Schutz vor bösen Geistern bietet. Es ist ein vielseitiges Öl und beliebt für die Massage. Der erfrischende Duft kommt am besten zur Geltung, wenn man ihn mit einem Trägeröl oder einer Basiscreme vermischt.

ANWENDUNG: Geranienöl wirkt ausgleichend auf die Talgdrüsen, dadurch ist es für alle Hauttypen geeignet, besonders für sehr trockene oder sehr fettige Haut. Man sagt, dass Geranienöl die Durchblutung anregt und das Lymphsystem zu einem schnelleren Abbau von Giftstoffen und Wassereinlagerungen aktiviert. Mischen Sie es in ein Trägeröl für die Massage der Hände und Füße von Personen, die unter mangelnder Durchblutung und steifen Gelenken leiden. Es wirkt als belebendes Tonikum bei Niedergeschlagenheit.

WARNHINWEISE: Kann sehr sensible Haut reizen. Probehalber ein wenig verdünntes Öl auf die Haut auftragen und warten, ob eine Reaktion erfolgt. Für die Verwendung in Schwangerschaft und Stillzeit sowie bei Säuglingen und Kindern ziehen Sie bitte einen Aromatherapeuten zu Rate.

Lavendelöl (Lavendula angustifolio)

Dieses Öl wird aus den frischen blühenden Spitzen der Pflanze gewonnen. Es ist klar oder leicht gelb und hat ein leichtes, frisches Aroma. Der Name leitet sich vom lateinischen „lavare" ab, das heißt „waschen". Früher wurde es benutzt, um Räume zu reinigen und ihnen einen angenehmen Duft zu verleihen.

ANWENDUNG: Lavendelöl ist gut für Anfänger in der Aromatherapie. Es ist so vielseitig, dass Sie vielleicht nur dieses Öl benötigen! Mischen Sie es mit Mandelöl, und Sie erhalten ein hervorragendes Allzweck-Massageöl. Lavendelöl stärkt alle Hauttypen und unterstützt den Heilungsprozess bei Hautbeschwerden. Durch seine schmerz-

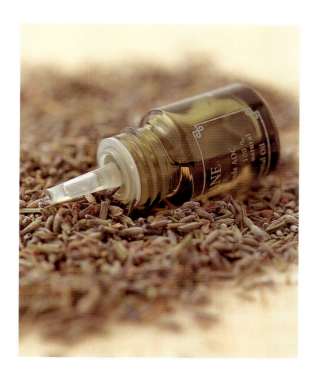

stillenden Eigenschaften ist es ideal bei Problemen wie Arthritis. Lavendelöl ist so mild, dass es direkt auf die Haut aufgetragen werden kann (besprechen Sie das aber zuerst mit einem Aromatherapeuten), und wirkt antiseptisch, weshalb Sie auch Verbrennungen, Stiche und Insektenbisse damit behandeln können. Als natürliches Beruhigungsmittel wird es häufig gegen Schlaflosigkeit eingesetzt. Lavendelöl vermittelt Frieden, Ruhe und Zufriedenheit.

WARNHINWEISE: Wird in der Regel gut vertragen Nicht in den ersten drei Monaten der Schwangerschaft verwenden. Kann hilfreich bei der Wehentätigkeit sowie für Kleinkinder sein, aber für die Verwendung in Schwangerschaft und Stillzeit sowie bei Säuglingen und Kindern ziehen Sie bitte einen Aromatherapeuten zu Rate.

Mandarinenöl (Citrus reticulata)

Dieses milde Öl ist goldgelb hat einen feinen, stimmungsaufhellenden Zitrusduft. Es wird aus der Schale der Frucht des Mandarinenbaums gewonnen, der in China beheimatet ist. Die Frucht galt als traditionelles Geschenk für die chinesische Mandarine, daher der Name.

ANWENDUNG: Mandarinenöl ist besonders für die Massage älterer oder gebrechlicher Personen gut, da es sanft aber effektiv Geist und Körper ausgleicht. Es kann als mildes Stimulans verwendet werden, das den Blutkreislauf und die Lymphdrainage in Schwung bringt, aber auch als sanftes Beruhigungsmittel gegen Stress und Verspannungen. Das fruchtige Aroma kann Einsamkeitsgefühle mindern und Niedergeschlagenheit verringern. Mandarinenöl passt für alle Hauttypen, zudem unterstützt es den Heilungsprozess und beugt der Narbenbildung vor.

WARNHINWEISE: Wird in der Regel gut vertragen, aber kann leicht fotosensibilisierend wirken. Warten Sie nach einer Massage mindestens eine Stunde, ehe Sie die Haut starker Sonneneinwirkung oder ultravioletter Bestrahlung aussetzen. Gilt in Verbindung mit einem Trägeröl während der Schwangerschaft als sicher. Gleichwohl sollten Sie für die Verwendung in Schwangerschaft und Stillzeit sowie bei Säuglingen und Kindern einen Aromatherapeuten zu Rate ziehen.

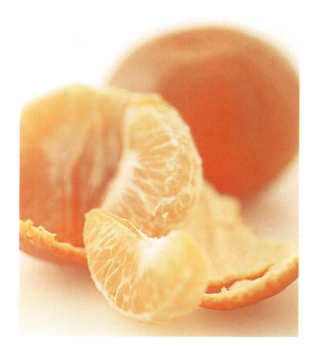

Pfefferminzöl (Mentha piperata)

Dieses minzeduftende Öl wird aus genau jenem blühenden Kraut gewonnen, das in vielen Gärten wächst. Blassgelb oder grünlich gefärbt, wird es seit jeher mit Helligkeit und Reinlichkeit assoziiert

ANWENDUNG: Das lindernde und kühlende Pfefferminzöl ist ein beliebter Bestandteil von Massageölen und -cremes, um müde, überlastete Füße zu erfrischen und zu beleben. Es lindert Schmerzen und Erschöpfung. Der starke, frische Duft des Pfefferminzöls vertreibt die Müdigkeit und sorgt für geistige Klarheit, wenn die Gedanken Karussell fahren.

WARNHINWEISE: Sehr sparsam verwenden – ein Tropfen auf 30 ml (sechs Teelöffel) Trägeröl oder 150 g Creme. Kann bei sensibler Haut zu leichten Irritationen führen. Probehalber ein wenig verdünntes Öl auf die Haut auftragen und warten, ob eine Reaktion erfolgt. Nicht mit homöopathischen Mitteln verwenden, da eine gegenseitige Beeinträchtigung eintreten kann. Nicht am Abend anwenden, Gefahr von Schlafstörungen. Nicht zu häufig anwenden. Nicht während der Schwangerschaft und Stillzeit oder bei Säuglingen und Kindern anwenden.

Römische Kamille (Anthemis nobilis)

Dieses blassgelbe Öl hat einen milden, süßen und leicht fruchtigen Duft. Es wird aus der weißen Blüte des mehrjährigen Krauts gewonnen. Die medizinischen und kosmetischen Eigenschaften der Kamille wurden schon früh entdeckt. Die alten Ägypter schätzten sie so hoch, dass sie für heilig erklärt und dem Sonnengott Ra geweiht wurde.

ANWENDUNG: Bei korrekter Anwendung ist Römische Kamille ein mildes, beruhigendes Öl insbesondere für trockene, gerötete und sensible Haut. Sehr wirksam ist das Öl auch in Kombination mit anderen Ölen und Cremes, um dumpfe Muskelschmerzen wegzumassieren, sowie bei der Behandlung von Schmerzen und Entzündungen im Rahmen von Gelenkerkrankungen wie Arthritis. Römische Kamille wirkt beruhigend auf Körper und Geist und tut wohl bei allen Stressbeschwerden. Verwenden Sie das Öl am Ende eines langen, anstrengenden Tages, um Ängste, Zweifel und Sorgen abzulegen.

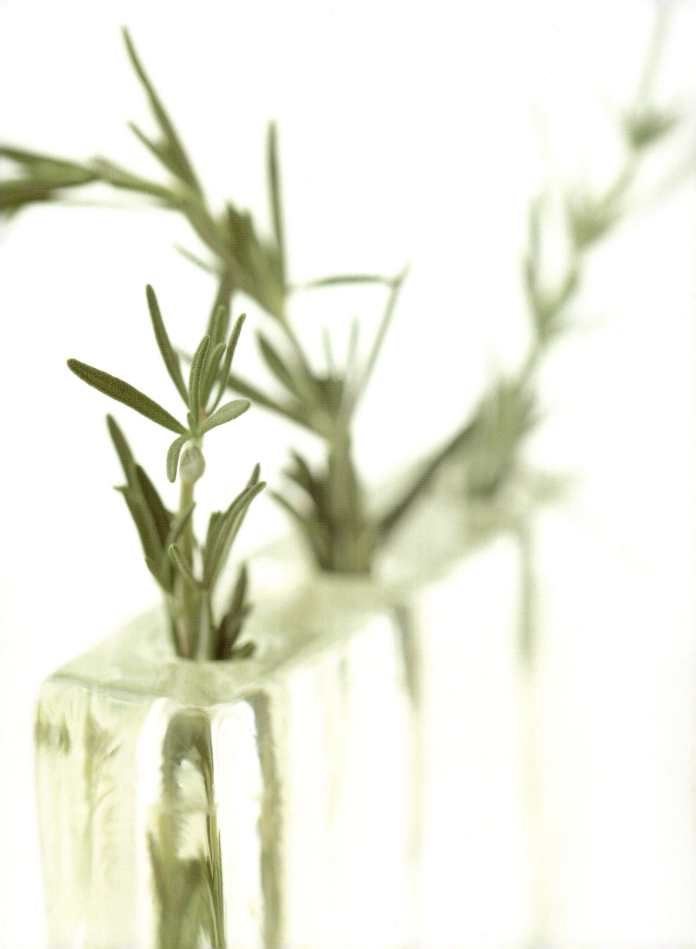

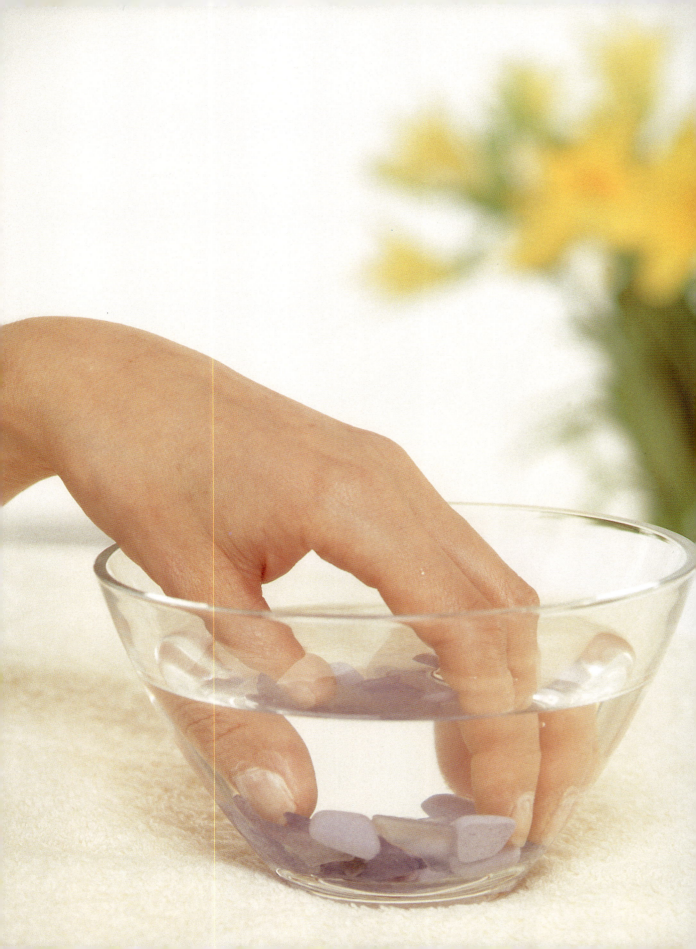

WARNHINWIESE: Sehr sparsam verwenden – ein Tropfen auf 30 ml (sechs Teelöffel) Trägeröl oder 150 g Creme. Kann bei sensibler Haut zu leichten Irritationen führen. Probehalber ein wenig verdünntes Öl auf die Haut auftragen und warten, ob eine Reaktion erfolgt. Das Öl kann hilfreich sein als Zutat in einer Mischung zur Beruhigung reizbarer oder ängstlicher Kinder, aber für die Verwendung während der Schwangerschaft und Stillzeit sowie bei Säuglingen und Kindern sollten Sie immer einen Aromatherapeuten zu Rate ziehen.

Rosmarinöl (Rosmarinus officinalis)

Dieses klare, blassgelbe Öl wird aus den frischen Blütenspitzen oder den Blättern eines immergrünen Strauches gewonnen und hat einen intensiven, holzigen Geruch. Die Pflanze wird mit Auftrieb bei geistiger Erschöpfung und einer Erhöhung der Aufmerksamkeit in Verbindung gebracht. Die alten Griechen steckten sich Rosmarinzweige ins Haar, um während Prüfungen ihre Konzentration zu verbessern.

ANWENDUNG: Rosmarin hilft Schmerzen zu lindern. Verwenden Sie es in Massageöl oder -creme für Personen mit Arthritis, Rheuma und müden, überarbeiteten Händen und Füßen. Es ist ein kräftigendes, belebendes Öl, das den Geist stärkt und die Durchblutung anregt – deshalb ist es gut bei der Massage von Frostbeulen. Rosmarin kann bei allen Hauttypen angewendet werden und wird schon seit jeher in der Hautpflege verwendet – es ist übrigens ein Bestandteil von Original Kölnisch Wasser.

WARNHINWEISE: Kann bei sensibler Haut zu leichten Irritationen führen. Tragen Sie zunächst probehalber ein wenig verdünntes Öl auf die Haut auf und warten Sie, ob eine Reaktion erfolgt. Nicht anwenden bei Epilepsie oder hohem Blutdruck. Nicht während der Schwangerschaft und Stillzeit sowie bei Säuglingen und Kindern verwenden.

Teebaumöl (Melaleuca alternifolia)

Teebaumöl wird aus den Blättern und Zweigen eines kleinen Baums oder Buschs gewonnen, der in dieselbe Familie gehört wie der kräftig duftende Eukalyptus. Es ist blassgelb bis grünlich, hat einen intensiven medizinischen Geruch und wirkt schnell und effektiv bei einer Vielzahl von Beschwerden. Tatsächlich ist es eins der wenigen ätherischen Öle, die intensiven klinischen Studien im Hinblick auf ihre therapeutische Wirksamkeit unterzogen wurden.

ANWENDUNG: Teebaumöl ist bestens bekannt für seine desinfizierende Wirkung und hat sich als wirksam gegen Bakterien, Pilze und Viren erwiesen. Es ist ein stimulierendes, anregendes Öl und kräftigt das Immunsystem. Während des Zweiten Weltkriegs gehörte es in jeden tropischen Erste-Hilfe-Koffer. Teebaumöl ist so mild, dass es direkt auf die Haut aufgetragen werden kann (besprechen Sie das aber zunächst mit einem Aromatherapeuten), und es hilft bei der Behandlung von Fußpilz, Warzen, Blasen, Schnitten und Insektenstichen. Außerdem wirkt es lindernd bei schmerzenden Füßen oder Handgelenken. Wenn Sie empfindlich auf Teebaumöl reagieren, können Sie auch Niaouli (Melaleuca viridiflora) verwenden, das zur selben Pflanzenfamilie gehört und ähnliche Eigenschaften hat.

WARNHINWEISE: Wird in der Regel gut vertragen, aber manche Personen reagieren empfindlich. Probehalber ein wenig verdünntes Öl auf die Haut auftragen und warten, ob eine Reaktion erfolgt. Für die Verwendung während der Schwangerschaft und Stillzeit sowie bei Säuglingen und Kindern sollten Sie einen Aromatherapeuten zu Rate ziehen.

Verwöhnen Sie Ihre Füße

Baden Sie Ihre Hände oder Füße in einer Schale, die zur Hälfte mit warmem Wasser gefüllt ist. Fügen Sie drei Tropfen eines passenden ätherischen Öls hinzu: Pfefferminze zum Vitalisieren, Lavendel zum Entspannen oder Geranie für die Durchblutung. Baden Sie Hände oder Füße ungefähr fünf Minuten – nicht länger, sonst zerstören Sie das Gleichgewicht des natürlichen Schutzfilms Ihrer Haut. Genießen Sie die Wirkung!

Massieren ist ein natürliches Bedürfnis. Es gilt außerdem als eine der ältesten Heilmaßnahmen.

Vorbereitung
der Massage

Seit jeher verwenden Menschen auf aller Welt die natürliche therapeutische Kraft der Berührung in ihrem täglichen Leben. Wenn Sie erst einmal ein paar simple Techniken erlernt haben, können Sie Ihre Fähigkeiten nutzen, um Ihren Angehörigen und Freunden eine sichere und effektive Hand- oder Fußmassage zu spenden.

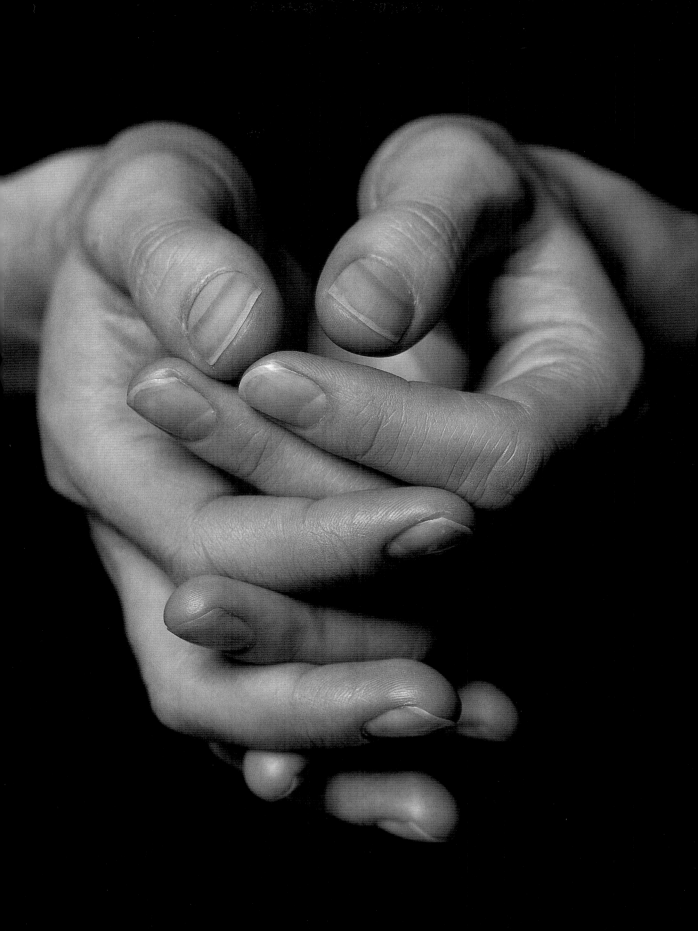

Techniken für die Hand- und Fußmassage

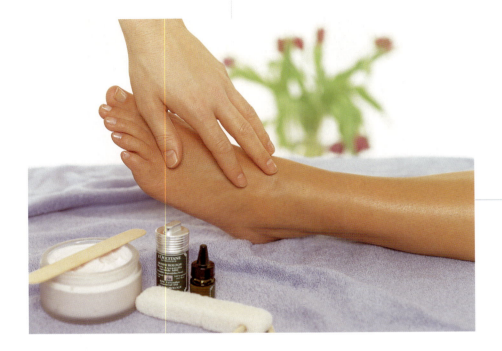

Jede Massage kann als Manipulation des Körpergewebes verstanden werden – Haut, Fett, Muskeln und Bindegewebe wie Sehnen und Bänder. Massage umfasst eine Reihe von Bewegungen, für die Sie Ihre Hände benutzen. Jede Bewegung wird auf eine bestimmte Weise ausgeführt und hat das Ziel, eine spezifische therapeutische Wirkung auf den massierten Bereich auszuüben.

Schon Hippokrates schrieb zwischen 460 und 375 v. Chr.: „Reibung kann ein zu lockeres Gelenk festigen und ein zu hartes Gelenk lockern." Massagen können anregend oder beruhigend wirken. Sie können sanft oder energisch ausgeführt werden. Daher ist es erforderlich, dass Sie die Folgen und Wirkungsweisen verschiedener „Reibungen" oder Massagegriffe kennen, ehe Sie beginnen. Die Hauptgriffe bei der Hand- und Fußmassage sind: Streichen, Effleurage, Kneten und Klopfen.

Streichen

Ihre Hände und Füße haben viele sensible Nervenenden, die auf Berührung reagieren, indem sie Signale ans Gehirn senden. Die Wirkung von sanftem Streicheln zeigt, dass Berührungen nicht tief gehen müssen, um angenehm zu sein. Leichtes Streichen läst Wellen des Wohlbehagens durch den Körper fließen. Es hat einen nahezu einschläfernden Effekt und kann zu jedem Zeitpunkt der Massage verwendet werden, um Ihrem Partner bei der Entspannung zu helfen. Schnelleres, heftigeres Streichen dagegen ist belebend und hervorragend, um die Durchblutung in Schwung zu bringen und bei kühler Witterung die Extremitäten aufzuwärmen.

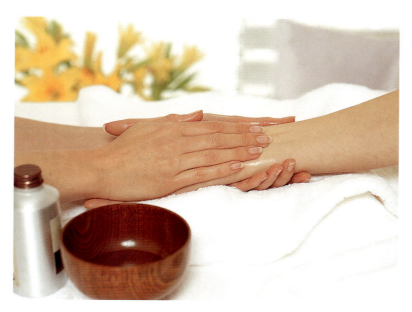

Eine Hand- oder Fußmassage beginnt mit sanftem Streichen, um das Öl oder die Creme zu verteilen und die Massagepartner an den Hautkontakt zu gewöhnen. Es wird angewendet, um zwischen den energischeren Bewegungen zu beruhigen und zu entspannen, sowie am Ende der Massage. Sanftes Streichen ist eine langsame, leichte und oberflächliche Gleitbewegung, bei der Ihre Hände und Finger geschmeidig und leicht gewölbt sind, sodass sie sich der Körperform Ihres Massagepartners auf natürliche Weise anpassen. Es handelt sich um eine sanfte, rhythmische Handlung, die sowohl dem Spender wie dem Empfänger wohltut. Studien haben erwiesen, dass das Streicheln eines Haustiers den Stresslevel senkt und das generelle Wohlbefinden steigert – und eine Massage kann eine ebenso lohnende Erfahrung sein.

Feathering ist eine Spielart des sanften Streichens, die eine sofortige beruhigende Wirkung auf die sensiblen Nervenenden hat. Es kann jederzeit zwischen einzelnen Bewegungen eingesetzt werden und wird oft als „Schlussstrich" der Massage gewählt. Besonders effektiv ist es bei der Massage älterer, gebrechlicher oder ängstlicher Personen, und bei Babys. Benutzen Sie dafür Ihre Fingerspitzen und streicheln Sie die Haut ganz leicht und sanft, als würden Sie sie mit einer Feder massieren. Lockern Sie Ihre Berührung am Ende jedes Striches, sodass Ihre Hände gleichsam „wegfließen".

Effleurage

Diese Bewegung ist die Grundlage jeder Massage. Die Bezeichnung leitet sich vom französischen Wort „effleurer" ab, leicht berühren. Es ähnelt dem Streichen, ist aber grundsätzlich eine festere Bewegung. Langsame Effleurage mit leichtem oder moderatem Druck ist die natürliche Folge des sanften Streichens und bereitet die Körperregion auf die folgenden tieferen Massagetechniken vor. Wenn sich das Gewebe erst einmal entspannt hat, können Sie festere und schnellere Griffe mit höherem Druck einsetzen. Effleurage kann zwischen zwei Griffen eingesetzt werden und wenn Sie unsicher sind, was Sie als Nächstes tun sollen. Eine Massage kann auch ausschließlich aus Effleurage-Griffen bestehen.

Effleurage-Bewegungen werden für gewöhnlich in Richtung Herz ausgeführt. Damit wird der Transport des sauerstoffarmen Blutes sowie der verunreinigten Lymphe zum Herzen beschleunigt. Venen- und Lymphsystem werden hauptsächlich durch Muskelbewegungen angetrieben und neigen daher mit fortschreitendem Alter und nachlassender Aktivität zur Trägheit. Ihr Druck sollte bei der Aufwärtsbewegung stärker sein und bei der entgegengesetzten Bewegung schwächer. Benutzen Sie Ihre Handflächen oder bei Bedarf die Kuppen Ihrer Finger beziehungsweise Daumen. Ihre Handgelenke bleiben beweglich, Ihre Hände geschmeidig. Halten Sie die ganze Zeit über Hautkontakt zu Ihrem Partner.

Kneten

Dieser Griff ist tiefer als Effleurage. Er wird überwiegend bei den besser gepolsterten Bereichen angewendet. Hier drücken Ihre Hände viel tiefer, sodass Sie anhand der Bewegung der Haut gegen das darunter liegende Gewebe Verspannungen entdecken und lösen können.

Das funktioniert so ähnlich wie der Umgang mit Knetgummi. Ihre Hände sollten entspannt und geschmeidig sein, wenn Sie das weiche Gewebe fassen, von den darunter liegenden Strukturen lösen, zusammenpressen und dann entspannen lassen. Diese Bewegung ist langsam und rhythmisch, mit einem tiefen Druck. Ihre Fingerkuppen bewegen sich kreisförmig; der Druck erhöht sich bei der Aufwärtsbewegung und lässt bei der Abwärtsbewegung etwas nach. Wenn der Kreis vollendet ist, bewegt sich Ihre Hand fließend zur nächsten Stelle, sodass Hautkontakt und Rhythmus aufrechterhalten werden. Zwicken Sie nicht, und bearbeiten Sie nicht zu lange dieselbe Stelle. Das kann unangenehm sein.

Kneten hilft gegen Schmerzen, Verspannungen und Steifheit, unter denen Hände und Füße oftmals zu leiden haben. Es wirkt sich positiv auf den Blut- und Lymphkreislauf aus. Das rhythmische Zusammenpressen und Entspannen Ihrer Hände wirkt wie eine Pumpe für den Fluss des Blutes zurück zum Herzen und beschleunigt den Abfluss der Lymphe zum nächsten Lymphknoten, wo sie gereinigt und gefiltert wird. Wegen der erhöhten Wärmeerzeugung sollten Sie das Kneten aber nicht bei arthritischen, akut schmerzenden oder entzündeten Gelenken anwenden.

Vorsicht

Haben Sie keine Angst davor, zu Anfang ungeschickt zu sein, sondern konzentrieren Sie sich darauf, sorgfältig und liebevoll zu massieren, um Ihrem Partner Entspannung und Sicherheit zu vermitteln. Mit ein wenig Übung wird Ihre Massage immer freier und geschmeidiger werden.

Tipp

Üben Sie die verschiedenen Bewegungen an sich selbst. Wie fühlen sich die Veränderungen an?

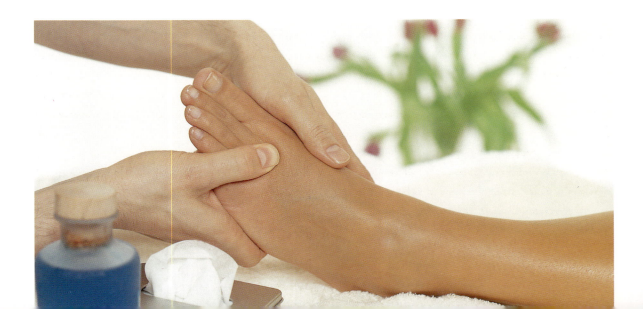

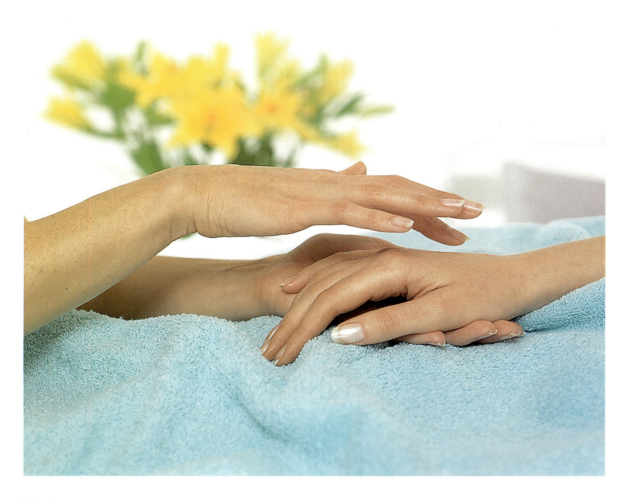

Klopfen

Dies ist eine stärkende Bewegung, die schlaffe Muskeln auf Trab bringt, wärmt und die sensiblen Nervenenden stimuliert. Sie spielt eine wichtige Rolle bei Durchblutungsförderung, sollte jedoch nicht bei der Massage von Babys, Kindern, älteren, arthritischen oder gebrechlichen Personen angewendet werden, da sie zu heftig sein könnte. Klopfen umfasst das rasche, rhythmische Schlagen und Loslassen der Haut. Ihre Handgelenke bleiben beweglich, während Ihre Hände oder Finger die Haut mit einer leichten, hüpfenden Bewegung klopfen. Ihre Hände oder Finger federn zurück, sobald sie auf der Haut gelandet sind. Am besten beginnen und beschließen Sie jede Klopf-Folge mit einem leichteren Druck, um Erschrecken zu vermeiden. Verwenden Sie das Klopfen erst, wenn die Körperregionen aufgewärmt sind. Streichen Sie anschließend sanft, um die sensiblen Nervenenden zu beruhigen und den Rückfluss von überschüssigem Blut oder Lymphe zum Herzen zu unterstützen.

Tipp

Bei jeder Art von Massage sollten Sie daran denken, dass Sie „mit" und nicht „an" einer anderen Person arbeiten – daher wird in diesem Buch auch der Begriff „Massagepartner" verwendet.

Die sichere Massage

Hand- und Fußmassagen gelten im Allgemeinen als sichere Behandlungen, die sich für die meisten Menschen eignen. In der Tat werden sie in Krankenhäusern, Hospizen und Privatkliniken vor allem deshalb so oft angewendet, weil sie besonders gut für ältere, gebrechliche oder kranke Personen sind. Dennoch sollten Sie nicht einfach drauflosmassieren, ohne sich vorher einiger Sicherheitsrichtlinien bewusst zu sein, damit Ihr Partner den optimalen Nutzen aus der Hand- oder Fußmassage zieht.

Wann ist besondere Sorgfalt erforderlich?

Massagen bieten den meisten Menschen Vorteile. Doch vor der Massage sollten Sie sich die Zeit nehmen, um wichtige gesundheitliche Fragen oder Einschränkungen zu besprechen. Sie müssen den Gesundheitszustand Ihres Partners kennen, damit Sie auf etwaige Probleme während der Massage vorbereitet sind. Sie sollten sich der Tatsache bewusst sein, dass es Umstände gibt, unter denen eine Massage nicht ratsam ist, und wissen, wann es notwendig ist, besonders einfühlsam und sorgfältig zu massieren. Falls eine Fußmassage nicht empfehlenswert ist, bieten Sie eine Handmassage an und umgekehrt.

- Holen Sie den Rat eines Mediziners ein, wenn Ihr Massagepartner chronische Beschwerden wie ein ernstes Herzleiden, Ödeme (Wasseransammlungen, die zu Gewebeschwellungen führen), Epilepsie oder Diabetes hat.
- Geben Sie keine Fußmassage, wenn Ihr Partner vor kurzem an Thrombose (Blutklumpen in Arterien oder Venen) oder Embolie (Blockade der Arterie) gelitten hat. Es besteht die Gefahr, dass die Massage einen Klumpen löst und dieser in den Blutstrom gerät. Eine leichte Handmassage ist hier angebracht und in der Regel wohltuend.
- Massieren Sie nicht bei Anzeichen von infektiösen Haut- oder Nagelerkrankungen wie zum Beispiel Nagel- oder Fußpilz (siehe Kapitel 9). Sie könnten durch die Massage gereizt und/oder weiter verbreitet werden. Es besteht auch das geringe Risiko einer Ansteckung. Bei sehr trockener Haut oder Ausschlag können Sie massieren, sofern die Haut nicht offen und die Erkrankung nicht ansteckend ist.
- Massieren Sie nicht über kurz zurückliegende Operationswunden. Das behindert den Heilungsprozess.
- Massieren Sie nicht über Warzen, Muttermale, Verletzungen, Blasen, Insektenbisse oder -stiche, unerklärliche Schwellungen sowie Sonnenbrand. Kleben Sie die Stellen wenn möglich mit einem kleinen Pflaster ab und massieren Sie sanft die umgebende Haut, um den natürlichen Heilungsprozess zu fördern. Decken Sie Verletzungen an Ihren Händen ab, um eine Ansteckung zu vermeiden.
- Behandeln Sie hervortretende Venen oder Krampfadern mit Vorsicht.
- Massieren Sie nicht direkt über Verletzungen und Verstauchungen. Meiden Sie entzündete, geschwollene oder schmerzenden Gelenke, denn die Massage erzeugt Wärme, welche die Erkrankung verschlimmern kann. Versuchen Sie nicht, verformte Zehen zu richten.

Vorsicht

Wenn Sie irgendwelche Zweifel haben – verzichten Sie auf die Massage. Holen Sie fachmännischen Rat ein, damit Sie sicher sein können, dass die Erkrankung vollkommen geheilt ist.

- Massage ist nicht empfehlenswert bei Personen mit erhöhter Temperatur. Dies deutet normalerweise darauf hin, dass der Körper seine Abwehrmechanismen aktiviert, um mit einer Infektion fertig zu werden. Eine Massage könnte mit dem natürlichen Heilungsprozess in Konflikt geraten.
- Verschieben Sie Ihre Massage, wenn Sie oder Ihr Massagepartner sich unwohl oder schwindlig fühlen.
- Vorsicht in der Schwangerschaft (siehe S. 91), besonders während der ersten drei Monate. Führen Sie leichte, sanfte Massagegriffe aus (den Unterleib nicht massieren). Verwenden Sie während Schwangerschaft und Stillzeit keine reinen ätherischen Öle ohne den Rat eines Aromatherapeuten.
- Vorsicht bei der Fußmassage von Personen mit schlechter Durchblutung und/oder Geschwüren an den Beinen. Eine Massage kann hier zwar wohltuend wirken, aber sie darf keinesfalls die Haut beschädigen oder reizen.

Ihre Hände müssen beweglich sein, wenn Sie die Massagegriffe effektiv ausführen wollen. Machen Sie Beweglichkeitsübungen (siehe S. 116 bis 119). Mit verspannten Händen geben Sie keine gute Massage, sondern rufen womöglich Schmerzen oder Unbehagen hervor.

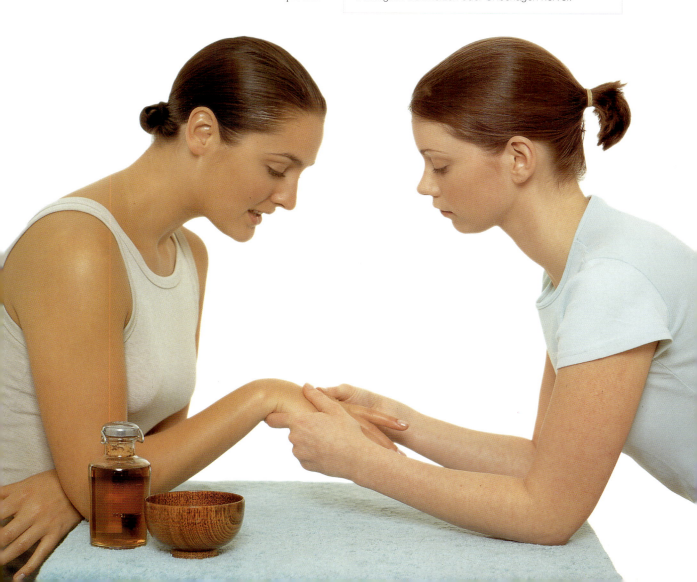

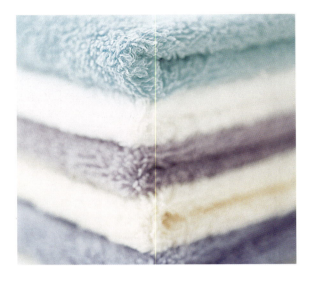

Während der Massage

Im Verlauf der Massage kann Ihr Partner eine ganze Reihe von Reaktionen zeigen, die Sie vielleicht beide überraschen. Seien Sie also vorbereitet, wie Sie darauf eingehen müssen.

- Manche Menschen kitzelt eine Massage an Händen und Füßen. Wenn ein Bereich kitzlig ist, versuchen Sie es mit einer langsameren, festeren Massage. Vielleicht ist Ihr Massagepartner ein wenig aufgeregt, oder nervös. Bitten Sie ihn oder sie, ein paar Mal tief durchzuatmen.
- Manche Menschen werden während der Massage sehr müde. Ihr Körper benötigt Schlaf. Raten Sie ihnen, nicht dagegen anzukämpfen. Stellen Sie sicher, dass Kopf und Körper gut abgestützt sind, und fahren Sie mit der Massage wie gewohnt fort. Wecken Sie sie am Ende der Massage sanft auf und geben Sie ihnen Zeit, ihre Gedanken zu sammeln.
- Im Verlauf einer beruhigenden, hingebungsvollen Massage können sich unter bestimmten Umständen emotionale Blockaden lockern, und Ihr Partner drückt möglicherweise Ängste oder Traurigkeit aus. Zollen Sie ihm Aufmerksamkeit, ohne sich einzumischen oder zu urteilen. Tun Sie nichts weiter, als zuzuhören und Sympathie auszudrücken. Reagieren Sie sensibel auf die Stimmung und fragen Sie, ob Ihr Massagepartner weitermachen oder aufhören und reden möchte.
- Einige Leute verspüren plötzlich Hitze, Erröten oder Brennen, wenn die Durchblutung der Extremitäten auf Hochtouren gebracht wird. Anderen wird kalt, und sie erschauern, da ihre Körpertemperatur mit wachsender Entspannung sinkt. Achten Sie auf ihre Körpersprache und seien Sie darauf vorbereitet, ihre Bedürfnisse zu erfüllen. Drehen Sie die Heizung kleiner oder halten Sie eine Decke bereit. Wenn Ihrem Massagepartner schwindlig wird, bieten Sie ihm ein Glas Wasser an, und schlagen Sie eine kleine Pause vor.
- Achten Sie auf jede Art von Spannung, die während der Massage in den Händen oder Füßen ihres Partners auftaucht. Einige Menschen können sich nur schwer entspannen, also müssen Sie sie möglicherweise sanft daran erinnern, loszulassen und zu genießen. Ihnen einfach nur zu sagen, sie sollen sich entspannen, wird nicht genügen – verwenden Sie sanfte, beruhigende Massagegriffe oder raten Sie ihnen, tief durchzuatmen. Viele Menschen reagieren gut auf Visualisierungen, die nichts anderes sind als kanalisierte Tagträume. Bitten Sie Ihren Partner, sich eine angenehme Umgebung mit positiven Assoziationen vorzustellen – einen Strand oder eine Waldlichtung zum Beispiel. Ermutigen Sie Ihren Massagepartner, sich zu konzentrieren und ein paar Minuten an diesem Ort zu verbringen, um ein wunderbares Gefühl des „Dortseins" zu erzeugen, sowohl physisch als auch mental.
- Die Stärke Ihres Drucks kann Unbehagen auslösen, wenn sie zu gering oder zu kräftig ist. Klären Sie das immer mit Ihrem Massagepartner ab – und seien Sie besonders vorsichtig bei älteren Menschen und Kindern. Bitten Sie Ihren Massagepartner, Ihnen sofort zu sagen, wenn er irgendeinen Griff als unangenehm empfindet. Hören Sie dann auf und fahren Sie mit einer anderen Bewegung fort. Achten Sie auf die Körpersprache Ihres Massagepartners – auf jedes Zusammenzucken oder Stöhnen, das ein Zeichen des Unbehagens sein könnte.

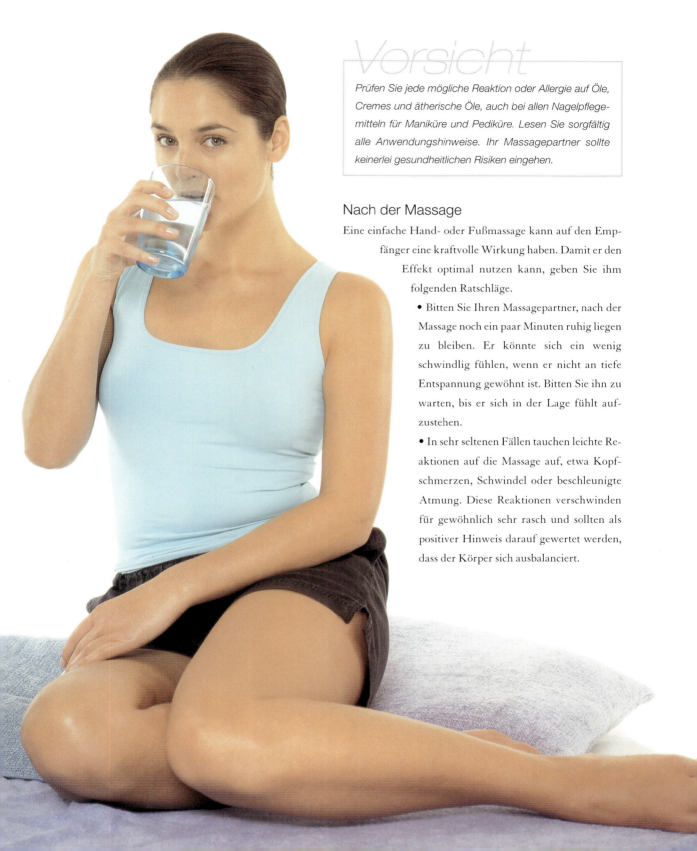

Vorsicht

Prüfen Sie jede mögliche Reaktion oder Allergie auf Öle, Cremes und ätherische Öle, auch bei allen Nagelpflegemitteln für Maniküre und Pediküre. Lesen Sie sorgfältig alle Anwendungshinweise. Ihr Massagepartner sollte keinerlei gesundheitlichen Risiken eingehen.

Nach der Massage

Eine einfache Hand- oder Fußmassage kann auf den Empfänger eine kraftvolle Wirkung haben. Damit er den Effekt optimal nutzen kann, geben Sie ihm folgenden Ratschläge.

- Bitten Sie Ihren Massagepartner, nach der Massage noch ein paar Minuten ruhig liegen zu bleiben. Er könnte sich ein wenig schwindlig fühlen, wenn er nicht an tiefe Entspannung gewöhnt ist. Bitten Sie ihn zu warten, bis er sich in der Lage fühlt aufzustehen.
- In sehr seltenen Fällen tauchen leichte Reaktionen auf die Massage auf, etwa Kopfschmerzen, Schwindel oder beschleunigte Atmung. Diese Reaktionen verschwinden für gewöhnlich sehr rasch und sollten als positiver Hinweis darauf gewertet werden, dass der Körper sich ausbalanciert.

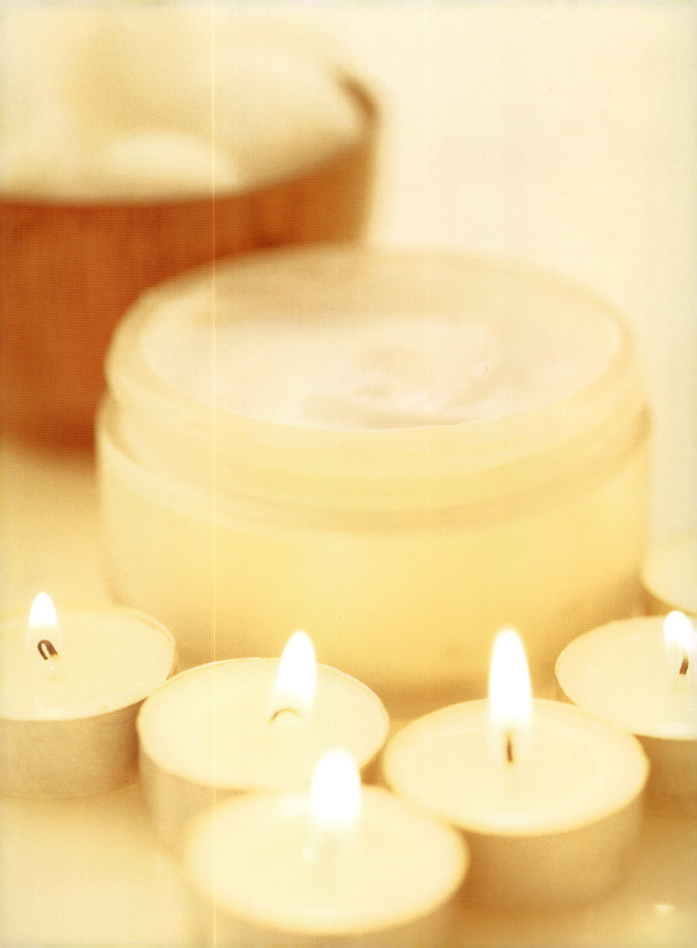

- Ihr Massagepartner sollte reichlich stilles Wasser und Kräutertee trinken, um das Ausscheiden von Giftstoffen aus dem Körper zu beschleunigen. Er sollte auch auf Schwarztee, Kaffee und Colagetränke verzichten, die wie Entwässerungsmittel wirken, und nach Möglichkeit in den nächsten zwölf Stunden weder rauchen noch Alkohol trinken.
- Schwere Mahlzeiten sollten nach (und unmittelbar vor) einer Massage unbedingt vermieden werden. Der Verdauungsvorgang zieht Energie vom natürlichen Heilungsprozess ab. Am besten sind leichte Snacks und Obst.

Tipp

Nachdem Sie eine Massage gegeben haben, benötigen Sie Zeit, um Ihre Energie zurückzugewinnen. Nehmen Sie sich ein paar Minuten zum Ausruhen und Regenerieren.

Die richtige Atmosphäre

Wenn Sie Ihrem Partner eine wohltuende Hand- oder Fußmassage geben, sollten Sie auf die richtige Atmosphäre achten. Sicher kann man eine Massage in nahezu jeder Situation geben, aber kleine Details können eine einfache Massage in eine unvergessliche Verwöhn-Erfahrung verwandeln. Das Massieren in einer ruhigen Umgebung kann beruhigend, belebend und unglaublich lohnend sein.

Nehmen Sie sich Zeit

Geben Sie keine Massage, wenn Sie müde, gestresst oder schlecht gelaunt sind – denn am Ende werden Sie sich beide noch schlechter fühlen. Sie sollten die Zeit haben, sich voll auf die Massage und auf die Bedürfnisse Ihres Massagepartners zu konzentrieren. Wenn nötig, versichern Sie Ihrem Massagepartner, dass sie nirgendwo anders gebraucht werden und ihn von Herzen gerne massieren. Es kann vorteilhaft sein, sich ein Zeitlimit von beispielsweise 20 Minuten zu setzen, dann brauchen sich beide keine Gedanken um Ihren nächsten Termin zu machen. Wählen Sie die beste Zeit des Tages, zum Beispiel den frühen Abend, wenn Ihr Massagepartner sich anschließend entspannen kann.

Privatsphäre schaffen

Je nach den Umständen schließen Sie die Tür, schalten Sie den Anrufbeantworter ein, hängen Sie ein Schild mit der Aufschrift „Bitte nicht stören" auf und tun Sie alles, damit Ihr Massagepartner sich sicher und geschützt fühlt. Versorgen Sie Haustiere und Kinder und blenden Sie Fernseh- oder Verkehrslärm so gut wie möglich aus. Wenn Sie sicher sein können, nicht gestört zu werden, können Sie sich beide besser entspannen und die Massage genießen.

Den Raum vorbereiten

Schaffen Sie eine entspannte Atmosphäre. Die Beleuchtung spielt eine große Rolle. Grelle Deckenlampen oder überhelle Lampen können die Wirkung zunichte machen. Falls möglich, verwenden Sie gefiltertes natürliches Licht oder verringern Sie die Helligkeit durch Tischlämpchen oder einen Dimmer. Eine Duftkerze erfüllt den Raum mit einem süßen Aroma. Überprüfen Sie auch die Raumtemperatur. Nackte Füße in einem kalten Zimmer können sehr unangenehm sein. Halten Sie eine Decke bereit, weil die Körpertemperatur Ihres Massagepartners bei Entspannung absinkt. Idealerweise sollte der Raum warm, aber nicht stickig, und gut gelüftet sein. Legen Sie sich alles zurecht, damit Sie vor Beginn der Massage parat haben, was Sie benötigen.

Die Kleidung

Tragen Sie Kleidung, in der Sie sich frei und bequem bewegen können, vorzugsweise etwas Lockeres, Kurzärmliges. Einige Öle verursachen Flecken. Tragen Sie deshalb eine Schürze, wenn Sie sich um Ihre Kleidung sorgen, und waschen Sie sie unmittelbar im Anschluss. Sorgen Sie dafür, dass Ihnen die Haare nicht ins Gesicht hängen. Entfernen Sie Armbanduhr, Armbänder, große Ringe oder baumelnde

Ohrringe bei sich selbst und Ihrem Massagepartner. Sie sind nicht nur im Weg und können Kratzer verursachen, sondern leiden auch möglicherweise durch das Öl.

Musikauswahl

Zu Beginn der Massage lassen Sie Ihrem Partner die Wahl zwischen Hintergrundmusik und Stille. Manche Menschen bevorzugen absolute Ruhe, um ihre Gedanken sammeln. Andere können sich beim Klang langsamer, beruhigender Musik besser entspannen. Die meisten guten Musikgeschäfte haben eine Auswahl von Kassetten und CDs, die speziell für Massage und Entspannung geeignet sind. Wählen Sie etwas aus, das Ihnen beiden gefällt.

Machen Sie sich frisch

Sie kommen Ihrem Massagepartner sehr nahe, insbesondere wenn Sie eine Hand-Massage geben, daher ist persönliche Hygiene äußerst wichtig. Verwenden Sie kein intensives Parfüm, denn das kann den Nutzen ätherischer Öle zunichte machen. Tragen Sie saubere Kleidung, denn ein schaler Küchengeruch kann sehr abstoßend sein. Überprüfen Sie auch Ihren Atem – der Geruch bestimmter Speisen, von Zigarettenrauch und Kaffee kann sehr lange anhalten. Putzen Sie sich die Zähne oder benutzen Sie ein Mundspray oder Kaugummi. Waschen Sie sich vor der Massage die Hände und achten Sie auf ihren Geruch. Tragen Sie daher beispielsweise beim Schneiden von Zwiebeln oder Knoblauch besser Gummihandschuhe.

Die Hände wärmen und vorbereiten

Die Wärme Ihrer Hände kann Ihren Massagepartner entspannen und Wohlgefühl erzeugen, während die Berührung durch kalte Hände ein Schock sein kann. Bevor Sie anfangen, reiben Sie Ihre Hände kräftig gegeneinander, um Wärme zu erzeugen. Falls Sie wissen, dass Sie zu kalten Händen neigen, tauchen Sie sie ein paar Minuten in warmes Wasser. Manchen Menschen hilft auch ein warmes Getränk, die Körpertemperatur zu steigern und damit die Hände zu wärmen.

Verwenden Sie Handcreme, um Ihre Handflächen weich und frei von rauen Stellen zu halten. Versuchen Sie, immer saubere, kurz geschnittene Nägel zu haben. Am besten verzichten Sie bei der Massage auf Nagellack, denn dieser kann absplittern und im schlimmsten Fall sogar allergische Reaktionen hervorrufen.

Reden oder schweigen?

Erklären Sie dem Empfänger der Massage, dass die Massage eine Möglichkeit ist, sich Zeit für sich selbst zu nehmen, die er oder sie ganz nach eigenen Wünschen gestalten kann. Vielleicht will Ihr Massagepartner sich einfach entspannen und für eine Weile dem Stress entrinnen. Vielleicht will er aber auch reden. Versuchen Sie, eine Atmosphäre zu schaffen, in der er sich geborgen fühlt.

Überprüfen Sie Ihre Haltung

Bequemlichkeit – sowohl Ihres Massagepartners als auch Ihre eigene – ist unerlässlich für eine gute Massage. Es gibt verschiedene Positionen für eine Hand- oder Fußmassage (siehe S. 64 und S. 81), wählen Sie die für Sie komfortabelste aus. Experimentieren Sie mit Sesseln, Tischen und Kissen, um die beste Lösung zu finden. Eine gute Haltung ist wichtig, damit Sie nicht zu sehr ermüden und keine Schmerzen bekommen. Eine Verdrehung des Rückgrats kann sogar zu Verletzungen führen, also achten Sie darauf, dass Sie sich in Ihrer Position weder beugen noch strecken müssen. Richten Sie Ihren Körper auf die zu massierende Hand oder den zu massierenden Fuß aus. Ihr Rücken ist dabei gerade, aber entspannt. Achten Sie auch während der Massage auf Ihre Haltung. Wenn nötig, ändern Sie die Position oder wechseln Sie die Hände, damit Sie es bequem haben.

Die Massage planen

Bevor Sie die Abläufe auf den folgenden Seiten ausprobieren, sollten Sie das ganze Buch lesen, damit Sie einen Überblick über verschiedene Massagetechniken bekommen und den Aufbau von Hand und Fuß kennen. Lesen Sie die Anlei-

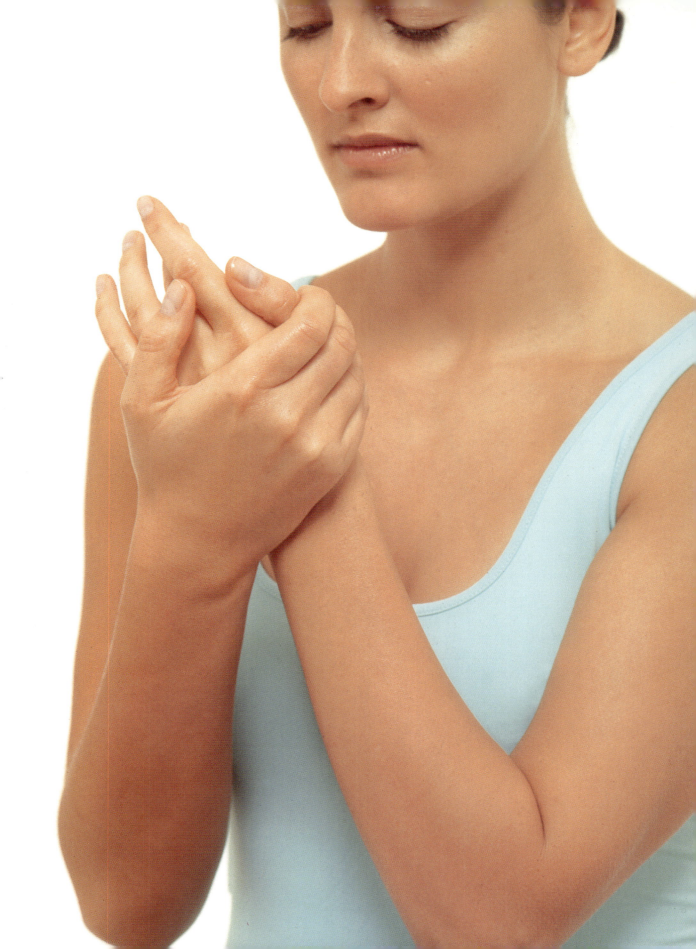

tungen sorgfältig durch und üben Sie einige Griffe bei sich selbst, um ein Gefühl dafür zu entwickeln. Ihr Massagepartner wird ziemlich irritiert sein, wenn Sie immer wieder aufhören und neu beginnen, um herauszufinden, wo Sie Ihre Finger am besten platzieren!

Sammeln Sie sich

Während einer Massage sollten Sie ganz für den Massagepartner da sein. Verbannen Sie Sorgen und Ängste aus Ihren Gedanken und leben Sie nur im Augenblick. Man bezeichnet das als „sich sammeln" oder „sich erden", und es ist besonders wichtig, wenn Sie jemanden mit tief gehenden Problemen oder einer ernsten Erkrankung massieren. Nehmen Sie sich ein wenig Zeit, um ruhig und entspannt zu werden – körperlich wie geistig. Die folgende Übung kann dabei helfen:

1 Stellen Sie sich hin, die Füße schulterweit auseinander und fest auf dem Boden. Ihre Knie sind locker und Ihre Arme hängen seitwärts herab. Ziehen Sie die Schultern an, dann lassen Sie sie fallen und sich entspannen – fühlen Sie, wie die Anspannung schwindet. Greifen Sie ganz fest Ihre Finger, dann lassen Sie sie los. Stehen Sie für ein bis zwei Minuten ganz still und lauschen Sie Ihrer Atmung.

2 Stellen Sie sich vor, Ihre Füße seien die goldenen Wurzeln eines Baumes, die tief in die Erde hineinwachsen und Ihnen Kraft und Stabilität verleihen. Ihr Körper ist fest und stark wie ein Baumstamm. Ihr Hals ist leicht und entspannt, und Ihr Kopf schwebt an einem zarten Band, das in die Unendlichkeit reicht. Sie sind heiter und sicher mit einem Gefühl des inneren Friedens und der Ruhe.

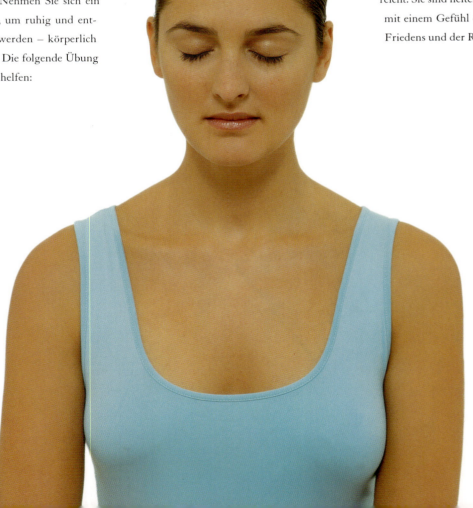

Atmen mit Ihrem Massagepartner

Versuchen Sie, Ihre Atmung während der Massage auf die Ihres Massagepartners abzustimmen. Dadurch können Sie Ihre Aufmerksamkeit auf Ihren Massagepartner konzentrieren – sowohl körperlich als auch geistig – und das therapeutische Potenzial Ihrer Massage voll ausschöpfen. Sensible Menschen spüren es, wenn Sie abgelenkt sind, zum Beispiel wenn Sie im Geiste eine Einkaufsliste schreiben, während Sie massieren, und das kann als sehr respektlos empfunden werden. Denken Sie an die Hand oder den Fuß, den Sie gerade massieren, und sagen Sie ihm, wie sehr Sie ihn schätzen für all seine harte Arbeit. Das kann wie ein Mantra auf Sie wirken und Sie auch mental beruhigen, während Sie massieren.

Hände und Füße prüfen

Zu Beginn Ihrer Massage untersuchen Sie immer die Hände und Füße – durch Betrachten und Berühren. Überprüfen Sie sie zunächst auf mögliche Erkrankungen, welche eine Massage nicht ratsam erscheinen lassen oder bei denen Sie besondere Vorsicht walten lassen müssen (siehe S. 46-47). Suchen Sie anschließend nach Anhaltspunkten, die den Gesundheitszustand Ihres Massagepartners widerspiegeln. Sie sind Voraussetzung, dass Sie Ihre Massage entsprechend anpassen oder den Arzt Ihres Massagepartners um Rat fragen können.

Farbe

Betrachten Sie Handflächen und Sohlen, Finger und Zehen. Eine fleischige, rosarote Farbe ist ein Hinweis auf gute Durchblutung. Eine sehr blasse Farbe weist auf mangelnde Blutzirkulation in den Extremitäten hin. Blaue oder violette Hände und Füße sind ein Zeichen für schlechte Durchblutung und möglicherweise hohe Dosen von Medikamenten. Eine rote Färbung kann chronischen Stress und hohen Blutdruck bedeuten.

Temperatur

Hände und Füße sollten sich angenehm warm anfühlen. Kälte kann ein Hinweis auf schlechte Durchblutung und Mattigkeit sein. Wenn sich die Handflächen und Fußsohlen sehr heiß anfühlen, kann dies ein Hinweis auf Gewichtsprobleme, hohen Blutdruck, Angst oder Ärger sein.

Hautbeschaffenheit

Das Hautgewebe sollte weich und geschmeidig sein. Verhärtete oder aufgesprungene Haut kann aus mangelhaftem Schutz vor Reinigungsmitteln oder Witterungseinflüssen, schlechte Haltung oder schlecht passende Schuhe hinweisen.

Feuchtigkeit

Die Haut an Fußsohlen und Handflächen sollte sich weder zu trocken noch zu feucht anfühlen. Flüssigkeitsmangel und schlechte Durchblutung sind Ursachen für trockene Haut. Wenn sie sehr feucht ist, deutet das auf großen Stress hin, ein Gewichtsproblem oder ungeeignetes Schuhwerk.

Gelenkbeweglichkeit

Wenn die Handgelenke und Knöchel steif sind, kann dies mit einer Verletzung oder einer Gelenkerkrankung wie Arthritis zusammenhängen. Massieren Sie hier mit großer Vorsicht.

Beschaffenheit der Nägel

Gesunde Nägel sind hellrosa mit einer glatten Oberfläche und leichtem Glanz. Schlechte Durchblutung wird gewöhnlich durch eine blaue oder purpurne Färbung sowie brüchige Nägel angezeigt. Sehr dicke, gerillte Nägel können auf eine Hauterkrankung hindeuten, während horizontale Furchen oft etwa einen Monat nach einer Krankheit oder Verletzung auftauchen.

Anspannung

Entspannte Hände und Füße weisen auf eine entspannte Person hin. Wenn sie sich angespannt fühlen, dann ist dies Ihr Partner vermutlich auch.

Unsere Hände arbeiten immer für uns, tagein, tagaus. Die vielen Bewegungen, können zu Überanstrengung, Abnutzung und Rissen der Sehnen, Bänder und Muskulatur führen.

5 Hand-
massage

Massagen verringern den Aufbau von Verspannungen, verbessern die Geschmeidigkeit und schützen vor steifen Gelenken. Wenn Sie Creme oder Öl verwenden, macht das die Haut feuchter und weicher und verbessert fast umgehend das Erscheinungsbild jeder Hand.

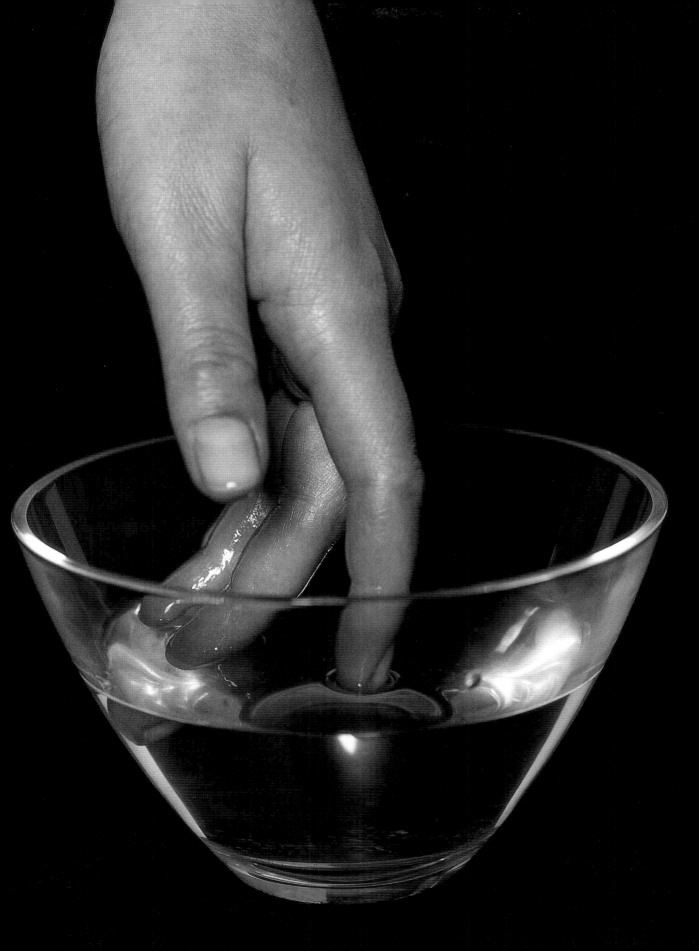

Selbstmassage
für müde und schmerzende Hände

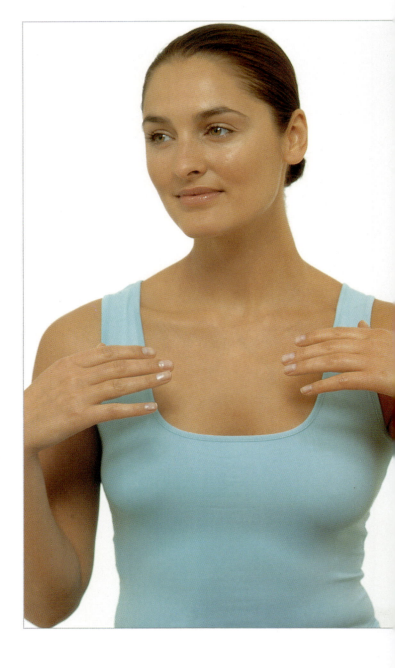

Diese einfache Massageübung verringert die Muskelerschlaffung, lindert alltägliche Schmerzen, erhöht die Gelenkbeweglichkeit und verbessert die Blutversorgung, um Haut und Nägel zu stärken. Der Gebrauch von Öl oder Creme steht Ihnen frei, je nachdem, wann und wo Sie Ihre Hände massieren. Wenn möglich, sitzen Sie dabei auf einem Stuhl und legen Sie Ihre Ellbogen auf ein gefaltetes Handtuch auf einen Tisch, um sie zu stützen.

Checkliste
Vorbereitung

- Gehen Sie zur Toilette.
- Legen Sie Schmuck ab.
- Krempeln Sie die Ärmel hoch.
- Setzen Sie sich bequem hin.
- Bereiten Sie Massagecreme oder -öl vor (nach Wunsch).
- Waschen Sie sich die Hände.

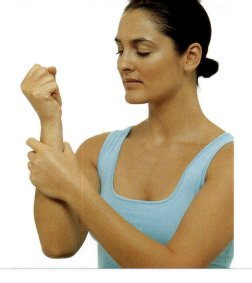

> *Machen Sie diese Übung, wenn Sie Erleichterung von lästigen Schmerzen suchen oder bei kaltem Wetter ein wenig natürliche Wärme benötigen.*

AUFWÄRMÜBUNGEN

Diese simplen Übungen können Spannungen in müden Händen lösen und die Durchblutung kalter Finger anregen. Seien Sie vorsichtig, wenn Sie an Arthritis oder einer anderen Gelenkerkrankung leiden – holen Sie zunächst den Rat Ihres Arztes oder Physiotherapeuten ein.

1 Halten Sie die Hände auf Brusthöhe und schütteln Sie sie in den Handgelenken, während Sie bis zehn zählen. (links).

2 Verschränken Sie die Finger. Strecken Sie Ihre Arme in Schulterhöhe nach vorne und drehen Sie dann die Hände, sodass die Handflächen nach vorne und die Daumen nach unten zeigen. Schieben Sie die Handballen sanft nach vorne, bis Sie ein angenehmes Ziehen vom Gelenk bis zu den Fingerspitzen spüren. Zählen Sie bis fünf, dann loslassen und wiederholen.

3 Stützen Sie ein Handgelenk, indem Sie es mit der anderen Hand fest umklammern. Ballen Sie jetzt die freie Hand zur Faust und lassen Sie das Handgelenk sanft im Uhrzeigersinn rotieren (siehe oben). Erzwingen Sie die Bewegung nicht, sie sollte angenehm bleiben. Drei bis fünf Mal wiederholen. Lassen Sie Ihre Hand jetzt drei bis fünf Mal in der entgegengesetzten Richtung kreisen.

HÄNDEREIBEN

Diese Übung verbessert die Blutzufuhr in Ihren Händen und Fingern, was sie mit Nährstoffen versorgt und zudem Wärme erzeugt.

1 Wenn Sie Öl oder Creme benutzen, geben Sie einen Klecks in eine Hand. Danach reiben Sie Ihre Hände gegeneinander, bis Ihre Handflächen und Finger warm und gut mit dem Gleitmittel bedeckt sind. Massieren Handfläche an Handfläche, Handspitze an Handfläche und Finger an Finger. Sorgen Sie für intensive Bewegung!

2 Legen Sie Ihre Handflächen aneinander. Bewegen Sie sie kreisförmig gegeneinander, wobei der eine Handballen Druck ausübt. 20 Sekunden oder länger. Wiederholen, diesmal übernimmt die andere Hand die Führung. Führen Sie die Bewegungen langsam und rhythmisch aus.

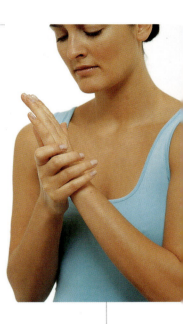

> *Diese Bewegungen tun auch gut, wenn Sie die Massage trocken ausführen – tun Sie einfach so, als ob Sie Ihre Hände mit Seife waschen.*

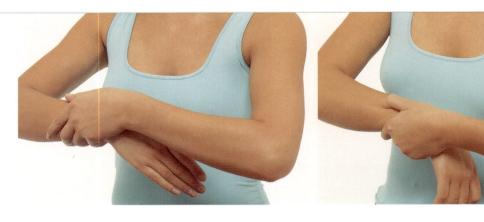

ARMSTREICHEN

In dieser Übung werden lange, feste Streichbewegungen verwendet, um die sensiblen Nervenenden auf Ihrer Haut zu beruhigen und Ihre Arme und Hände aufzuwärmen.

1 Ein Unterarm liegt über Ihrer Brust oder Ihr Ellbogen wird von einem Tisch gestützt. Mit Handfläche und Fingern der anderen Hand streichen Sie fest und glättend von den Fingerspitzen bis zum Ellbogen. Wenn Sie den Ellbogen erreicht haben, lockern Sie den Druck und lassen Sie Ihre Hand zur Anfangsposition zurückgleiten. Fahren Sie fort, bis sich Ihr Unterarm warm und entspannt anfühlt, meist nach zehn bis fünfzehn Strichen.
2 Drehen Sie den Arm um und wiederholen Sie das Streichen auf der Innenseite.

• *Halten Sie Ihre Hände weich und entspannt, sodass sie sich wie von selbst den Konturen Ihres Arms anpassen.*

Tipp

Konzentrieren Sie sich auf Ihre Atmung. Lassen Sie den Alltagsstress für ein paar Minuten hinter sich – machen Sie ein paar tiefe, ruhige Atemzüge, um mentale und körperliche Spannungen abzubauen.

ARMKNETEN

Diese tieferen Striche fühlen sich himmlisch an, wenn Sie Ihre eigenen Arme massieren, weil Sie genau wissen, wo Sie den Druck erhöhen oder verringern müssen und welche Geschwindigkeit die beste Wirkung hat. Meiden Sie die Partie um das Handgelenk, wenn Sie schmerzhaft geschwollene oder arthritische Gelenke haben.

1 Umspannen Sie Ihren Unterarm mit der freien Hand, Daumen oben, die Finger unten. Führen Sie mit dem flachen Daumen und der Handinnenfläche kleine, kreisende Bewegungen aus, vom Handgelenk bis zum Ellbogen. Halten Sie die ganze Zeit Hautkontakt. Erhöhen Sie den Druck beim Aufwärtskreisen und verringern Sie ihn beim Abwärtskreisen. Sie spüren, wie sich die Haut gegen das darunter liegende Gewebe bewegt, und entdecken jede Verspannung. Wenn Sie den Ellbogen erreicht haben, führen Sie ein paar Kreise darum aus, dann gleiten Sie zurück zum Handgelenk und beginnen von vorn.
2 Etwa sechs Mal wiederholen, bis der ganze äußere Unterarm abgedeckt ist. Beruhigen Sie den Bereich mit einigen glättenden Strichen.
3 Drehen Sie den Arm und wiederholen Sie die kreisförmigen Bewegungen auf der Innenseite. Sechs Mal wiederholen.

• *Entspannen Sie sich und fühlen Sie, wie die Anspannung des Tages von Ihnen weicht, während Sie die Verspannungen an den entsprechenden Punkten lösen. Schieben Sie die Müdigkeit weg.*

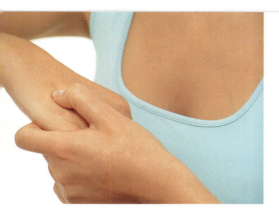
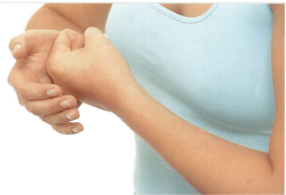

HANDKNETEN

Diese Übung fühlt sich wunderbar an, wenn Ihre Hände vor Überanstrengung oder Müdigkeit schmerzen. Üben Sie einen angenehm festen Druck aus.

1 Stützen Sie Ihre Hand, Handfläche nach unten, mit den Fingern der anderen Hand. Legen Sie den Daumen zwischen die Knöchel an der Wurzel des kleinen Fingers und Ringfingers. Mit dem Daumen streichen Sie tief und gleichmäßig in einer geraden Linie die Vertiefung zwischen den Sehnen entlang in Richtung Handgelenk. Wenn Ihr Daumen das Handgelenk erreicht hat, lockern Sie den Druck und gleiten zurück zum Ausgangspunkt. Führen Sie dieselbe Bewegung bei den anderen Vertiefungen auf Ihrem Handrücken aus, zum Schluss zwischen Daumen und Zeigefinger.

2 In derselben Handposition führen Sie mit dem Daumen kleine kreisförmige Knetbewegungen entlang der Vertiefung zwischen kleinem Finger und Ringfinger aus. Denken Sie während der Massage daran, den Druck bei der Aufwärtsbewegung zu erhöhen und bei der Abwärtsbewegung zu verringern. Zwei Mal wiederholen. Entlang den anderen Vertiefungen auf Ihrem Handrücken wiederholen.

3 Beenden Sie die Übung mit einigen sanften Strichen über den Handrücken.

• *Eventuell müssen Sie die Position Ihrer Hand verändern, um effektiv massieren zu können.*

HANDFLÄCHENKNETEN

Dies ist eine instinktive Massagebewegung, die Sie vielleicht bereits einsetzen, wenn Ihre Hände müde sind. Genießen Sie das herrliche Gefühl der Erleichterung, – aber seien Sie vorsichtig, wenn Sie das Handgelenk massieren, da die Knochen sehr empfindlich sind. Meiden Sie die Partie um das Handgelenk, wenn Sie brüchige Knochen oder schmerzhaft geschwollene oder arthritische Gelenke haben.

1 Drehen Sie die Hand um, um die Handfläche zu bearbeiten. Mit den Fingern stützen Sie den Handrücken, mit dem Daumen führen Sie tiefe, kreisförmige Bewegungen über die gesamte Handfläche und das innere Handgelenk aus. Widmen Sie dem Muskelkissen an der Daumenwurzel besondere Aufmerksamkeit. Beginnen Sie sanft und erhöhen Sie den Druck allmählich, bis er die richtige Stärke für Sie erreicht hat. Fahren Sie fort, bis Sie die komplette Handfläche abgedeckt haben.

2 Formen Sie jetzt Ihre Massagehand zur Faust und benutzen Sie Ihre Knöchel, um die Handfläche der anderen Hand zu kneten. Sie können dazu auch den Handballen verwenden.

• *Wir alle haben Verspannungen in den verschiedensten Bereichen unserer Arme und Hände. Wenn Sie einmal die grundlegenden Bewegungen erlernt haben, können Sie die Übungen nach Ihren persönlichen Bedürfnisse variieren. Experimentieren Sie, um die wirkungsvollsten Griffe zu finden. Sie werden es merken, wenn Sie den Punkt getroffen haben!*

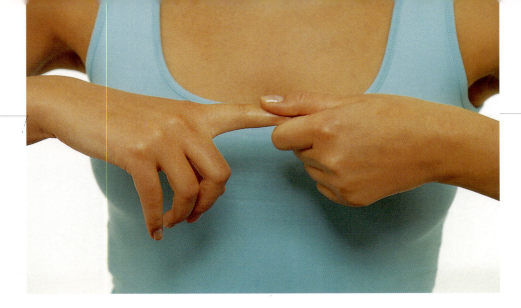

FINGERDEHNUNG

Diese Massage verbessert die Durchblutung Ihrer Finger und erhöht die Beweglichkeit. Nicht anwenden bei schmerzenden, geschwollenen oder arthritischen Fingern.

1 Nehmen Sie den kleinen Finger Ihrer rechten Hand zwischen Daumen und Zeigefinger der Linken. Schließen Sie die linke Hand um den kleinen Finger. Drücken und massieren Sie leicht den Finger entlang mit kreisförmigem Druck.
2 Wenn Ihre Hand die Fingerspitze erreicht hat, gleiten Sie zurück zum Anfangspunkt. Ziehen Sie sanft, um den ganzen Finger zu dehnen.
3 Lockern Sie Ihren Griff und lassen Sie Ihre Hand in einer langen, fließenden Bewegung zur Fingerspitze gleiten. Lassen Sie Ihre Finger von der Fingerspitze wegdriften.
4 Wiederholen Sie diese Übung an jedem einzelnen Finger.

• Wenden Sie die Übung im Winter an, um kalte Hände aufzuwärmen.

FINGERKLOPFEN

Diese sanften Klopfbewegungen stimulieren die sensiblen Nervenenden der Haut. Dies hat einen belebenden Effekt auf den ganzen Körper.

1 Legen Sie die rechte Hand mit der Handfläche nach unten auf einen Tisch oder auf Ihr Knie. Mit den flachen Fingern der Linken klopfen Sie nun den Handrücken und die Finger mit leichten, schnellen Bewegungen. Ihre Handgelenke bleiben dabei beweglich.
2 Drehen Sie die Hand um und führen Sie die gleichen hüpfenden Bewegungen auf der Handfläche und der Innenseite der Finger aus.
3 Beenden Sie die Übung mit einigen sanften Streichbewegungen.

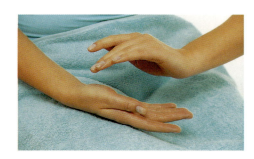

DER LETZTE SCHLIFF

Vervollständigen Sie Ihre Handmassage, indem Sie das Armstreichen wiederholen. Beim Zurückstreichen lassen Sie die Bewegung allmählich immer leichter und langsamer werden, indem Ihre Fingerspitzen vom Ende der Finger wegdriften. Genießen Sie das beruhigende, befreiende Gefühl.

Beruhigende Handmassage

Nachdem Sie nun ein wenig Übung haben, können Sie andere mit einer Massage verwöhnen. Die folgenden, sehr einfachen Handmassagegriffe werden Ihren Massagepartner beruhigen und entspannen. Beginnen Sie mit der rechten Hand und wiederholen Sie den Ablauf dann bei der linken.

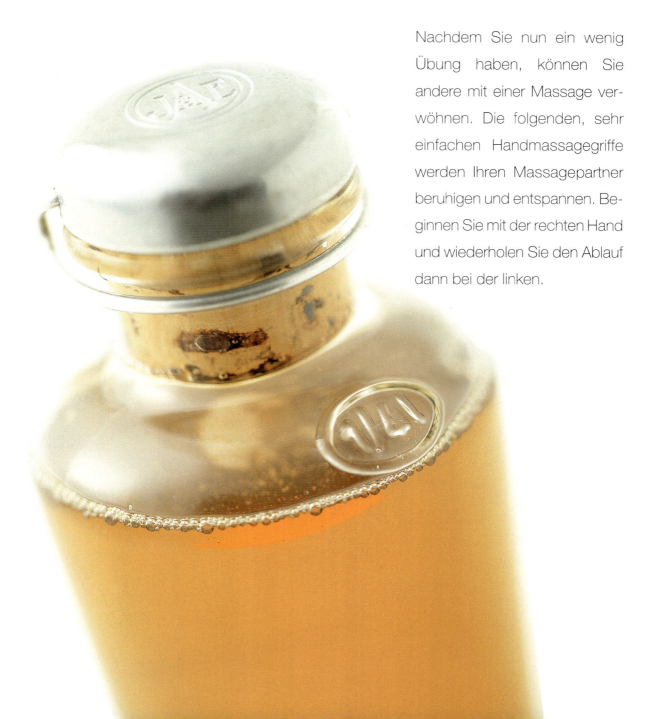

Checkliste
Was Sie brauchen

- Kleines Kissen.
- Kleinen Tisch (optional).
- Zwei Stühle.
- Geeignetes Öl oder Creme in kleinem Behälter (siehe Kapitel 3).
- Holz- oder Kunststoffspatel für Creme.
- Zwei kleine Handtücher.
- Papiertücher zum Abwischen der Hände und um eventuelle Spritzer aufzunehmen.
- Sanfte Hintergrundmusik (optional).
- Decke (optional).
- Uhr (optional).
- Kölnisch Wasser (optional).
- Watte (optional).

Checkliste
Was Ihr Massagepartner tun sollte

- Zur Toilette gehen.
- Ringe, Armbanduhren oder Armbänder ausziehen.
- Die Ärmel bis zum Ellbogen hochkrempeln.
- Die Hände waschen oder mit in Eau de Cologne getauchter Watte sauber reiben.
- Sie über alle gesundheitlichen Einschränkungen informieren, die die Massage betreffen (siehe S. 46). Fragen Sie nach Allergien und bieten Sie eine Auswahl verschiedener Öle oder Cremes an.
- Verschiedene Positionen ausprobieren, damit Sie es beide bequem haben.
- Gemeinsam mit Ihnen langsam und tief atmen und die Gedanken auf die Massage konzentrieren.

Checkliste
Vorbereitung

- Ziehen Sie bequeme Kleidung an.
- Dämpfen Sie die Beleuchtung.
- Das Zimmer sollte warm und zugfrei sein.
- Sorgen Sie für eine ungestörte Atmosphäre während der nächsten 20 Minuten. Schalten Sie den Anrufbeantworter ein oder das Telefon ab.
- Waschen Sie sich die Hände. Ihre Nägel sollten kurz geschnitten, glatt und sauber sein. Legen Sie allen Schmuck ab, der bei der Massage stören könnte.
- Wärmen Sie Ihre Hände vor, indem Sie sie kräftig gegeneinander reiben. Machen Sie ein paar Beweglichkeitsübungen (siehe S. 116–119), um Spannungen zu lösen.

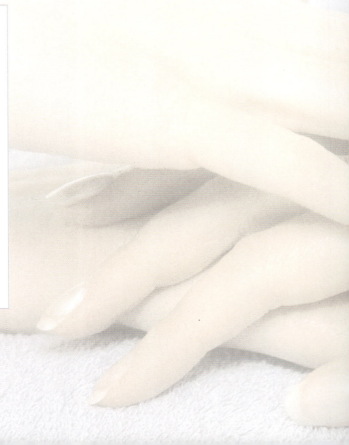

Vorbereitungen

Sorgen Sie, bevor Sie beginnen, dafür, dass Ihr Massagepartner weiß, was ihn erwartet. Geben Sie ihm die Gelegenheit, eventuell auftauchende Fragen zu stellen.

Besprechen

Fragen Sie, ob er schon einmal eine Handmassage bekommen hat. Falls ja, reden Sie über die Griffe, die er besonders mochte. Vielleicht hat er eigene Vorschläge. Nutzen Sie diese Zeit, um diskret den Zustand der Hand Ihres Massagepartners zu beurteilen. Denken Sie dabei auch an die Temperatur, die Hautbeschaffenheit und -farbe (siehe Seite 55). Ertasten Sie Verspannungen in der Hand und prüfen Sie die Fingernägel. Achten Sie auf eventuelle Schnitte, geschwollene Gelenke oder Krampfadern (siehe Seite 46).

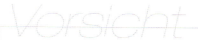

Handmassagen erfordern einen engen persönlichen Kontakt mit Ihrem Massagepartner. Sie kommen sich dabei sehr nah. Gehen Sie deshalb sensibel mit den Reaktionen Ihres Partners um.

Machen Sie es sich bequem

Bequemlichkeit ist Voraussetzung für Entspannung. Es lohnt sich also, eine angenehme Position zu finden, sodass Sie massieren können, ohne sich strecken oder verrenken zu müssen. Beide Massagepartner sollten sich frei bewegen können, damit sie auch während der Massage eine angenehme Haltung bewahren können. Sie können wählen:

Handposition 1

Sie sitzen einander gegenüber. Bedecken Sie ein kleines Kissen mit einem Handtuch und legen Sie es auf einen kleinen Tisch oder auf Ihren Schoß. Betten Sie die Hand Ihres Massagepartners auf das Kissen. Ihre Füße und die Ihres Massagepartners sollten fest und ungekreuzt auf dem Boden oder auf einem kleinen Hocker stehen. In dieser Position können Sie gut Blickkontakt halten, aber rechnen Sie damit, dass Ihre Bewegungen genauestens beobachtet werden.

Handposition 2

Sie sitzen nebeneinander. Ihr Massagepartner kann in einem Sessel sitzen, eine Hand auf einem Kissen in seinem Schoß oder auf der Armlehne. Der Winkel sollte so sein, dass Sie bequem arbeiten können. Falls Ihr Partner bettlägerig ist, können Sie die Hände auch leicht massieren, wenn sie seitlich auf Kissen liegen. Diese Position eignet sich besonders für die Massage älterer oder kranker Personen. Allerdings müssen Sie Ihren Stuhl verschieben, um jede Hand zu massieren.

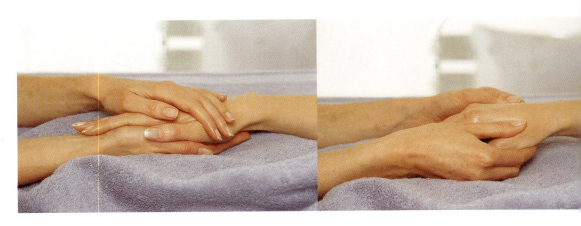

DIE HAND HALTEN

Wenn Sie einfach nur fürsorglich die Hand Ihres Massagepartners halten, vermittelt ihm dies zu Beginn der Massage Sicherheit. Damit schaffen Sie einen Augenblick des Innehaltens. Es baut sich eine Bindung zwischen Ihnen auf. Es ist wichtig, dieses vorbereitende Festhalten nicht hastig durchzuführen.

1 Anfangs zeigt die Handfläche Ihres Massagepartners nach unten. Legen Sie eine Hand darunter und die andere darüber, sodass seine Hand in Ihre Handflächen gebettet ist. Halten Sie größtmöglichen Kontakt, indem Sie die gesamte Oberfläche von Handflächen und Fingern benutzen.

2 Verharren Sie so eine Minute. An dieser Stelle können Sie Ihren Massagepartner bitten, die Augen zu schließen und ein paar Mal tief ein- und auszuatmen, um die Entspannung zu fördern. Fordern Sie ihn auf, den Alltagsstress loszulassen und die Massage einfach zu genießen.

3 Lockern Sie Ihren Griff allmählich, indem Sie Ihre Hände in Richtung Fingerspitzen gleiten lassen und dann sanft und langsam wegziehen.

Tipp

Achten Sie auf trockene Hautbereiche. Massieren Sie Creme oder Öl auf diese Stellen, um die Hände mit Feuchtigkeit zu versorgen.

SANFTES DEHNEN

Diese Dehnbewegung ist herrlich lindernd, besonders für müde, schmerzende Hände.

1 Geben Sie etwas Öl oder Creme auf Ihre Handflächen. Die Größe eines 10-Cent-Stücks genügt für den Anfang. Wenn Sie zu viel verwenden, könnten Ihre Hände über die Haut rutschen. Sie können ohne weiteres mehr nehmen, wenn Sie große Hände haben oder Ihr Massagepartner unter sehr trockener Haut leidet. Reiben Sie Ihre Hände gegeneinander, um die Handflächen und Finger aufzuwärmen und gut mit Öl oder Creme zu bedecken.

2 Die Handfläche Ihres Partners zeigt nach unten. Legen Sie auf jede Seite eine Ihrer Hände, die Finger darunter gekrümmt, die Daumen obenauf. Umfassen Sie die Seiten der Hand Ihres Massagepartners. Dann ziehen Sie Ihre Daumen kräftig zur Seite, um ein angenehmes Rollen und Dehnen auf seinem Handrücken auszulösen. Benutzen Sie die gesamte Länge Ihrer Daumen, um den größtmöglichen Effekt zu erzielen.

3 Wenn Ihre Daumen die Seiten der Hand erreicht haben, zählen Sie bis drei, dann lockern und noch zwei Mal wiederholen.

• *Bearbeiten Sie nur den Handrücken; vermeiden Sie es, auf die Finger zu drücken.*

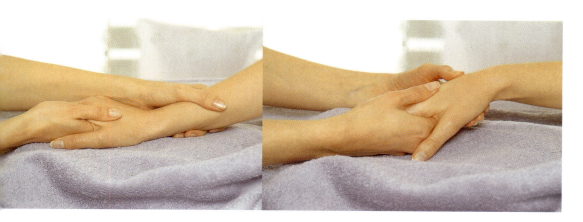

AUFWÄRMEN

Dies ist eine Reihe schwungvoller Bewegungen, die Ihren Massagepartner entspannen und seine Blutzirkulation anregen. Verwenden Sie diese Aufwärm-Streichgriffe, um sich an das Gefühl seiner Haut unter Ihren Händen zu gewöhnen.

1 Die Handfläche Ihres Massagepartners zeigt nach unten. Legen Sie eine Hand unterstützend darunter. Streichen Sie mit der anderen Hand mit einer langen Bewegung fest von den Fingerspitzen hoch entlang der Oberseite des Arms bis zum Ellbogen. Benutzen Sie Ihre gesamte Hand, und halten Sie sie locker. Lassen Sie die Hand um den Ellbogen gleiten und kehren Sie mit etwas weniger Druck zu den Fingern zurück. Sechs bis zehn Mal wiederholen.

2 Drehen Sie den Arm Ihres Massagepartners ein bisschen und wechseln Sie die Hände, um die gleichen gleitenden Streichbewegungen jetzt auf der Innenseite des Unterarms auszuführen. Streichen Sie sanft bis in die Armbeuge, ehe Sie zum Handgelenk zurückkehren. Sechs bis zehn Mal wiederholen.

3 Halten Sie die Hand Ihres Partners einige Sekunden lang sanft.

• *Stellen Sie sicher, dass trockene Hautpartien gut eingeölt oder eingecremt sind.*

DEN HANDRÜCKEN STREICHEN

Diese rhythmischen Streichbewegungen erwärmen und lockern die Hand, sodass sie gut auf die folgenden Griffe vorbereitet ist. Die Knochen der Hand sind sehr empfindlich, also üben Sie nur geringen Druck aus.

1 Die Handfläche Ihres Massagepartners zeigt nach unten. Legen Sie Ihre Hände darum, Daumen oben und die übrigen Finger unten. Mit Ihren Daumen führen Sie nun wechselnde Streichbewegungen über den Handrücken aus, von den Fingern in Richtung Handgelenk. Ihre Daumen bewegen sich dabei nacheinander in einer wellenartigen, fließenden Bewegung.

2 Haben Ihre Daumen das Handgelenk erreicht, verringern Sie den Druck und gleiten Sie zurück in die Anfangsposition. Sechs Mal wiederholen.

• *Sie können diese Bewegungen auch länger ausführen, wenn Sie spüren, dass Ihr Partner Linderung und Erleichterung braucht.*

Tipp

Stimmen Sie Ihre Atmung auf die Ihres Massagepartners ab. Konzentrieren Sie sich auf Ihren Partner. An etwas anderes zu denken kann sehr schnell ein Gefühl des Getrenntseins vermitteln.

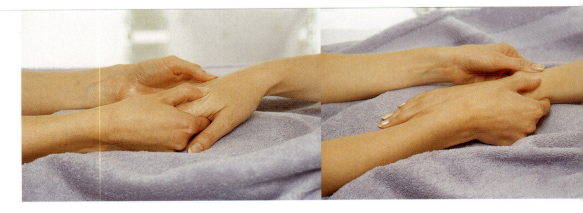

HANDRÜCKEN KNETEN

Dieser Bewegungsablauf ist hilfreich bei der Lockerung von Muskelverspannungen und Ermüdungserscheinungen der Hände. Der Druck sollte kräftig, aber nicht schmerzhaft sein.

1 Die Handfläche Ihres Massagepartners zeigt nach unten. Ihre Finger liegen darunter, ihre Daumen darauf. Mit Ihren Daumen führen Sie abwechselnd Streichbewegungen entlang der Vertiefung zwischen den Sehnen des kleinen und des Ringfingers aus. Arbeiten Sie sich von den Knöcheln hoch zum Handgelenk. Beginnen Sie mit einem recht festen, aber angenehmen Druck und lockern Sie diesen allmählich, wenn Ihre Daumen sich dem Handgelenk nähern. Kehren Sie mit leichtem Druck zurück, halten Sie dabei den Kontakt aufrecht. Diese Streichbewegung führen Sie nun bei jeder einzelnen Vertiefung auf dem Handrücken aus.
2 Bringen Sie Ihre Hände wieder in die Ausgangsposition und führen Sie mit den Daumen kleine, kreisförmige Bewegungen entlang der Vertiefung zwischen kleinem und Ringfinger aus. In Richtung Handgelenk bewegen und den Hautkontakt aufrecht halten. Wiederholen Sie diese Bewegung rhythmisch entlang aller Vertiefungen auf dem Handrücken.
3 Beenden Sie mit einigen beruhigenden Streichbewegungen über den Handrücken.

• *Um diesen Griff effektiv auszuführen, müssen Sie die Hände wechseln, aber achten Sie immer auf eine gute Unterstützung.*

HANDGELENK-LOCKERUNG

Die Handgelenke werden oft vernachlässigt. Durch Massage lässt die Spannung in den Gelenken nach. Lassen Sie diesen Massagegriff aus, wenn Ihr Partner brüchige Knochen oder schmerzhafte, geschwollene oder arthritische Handgelenke hat.

1 Legen Sie die Finger unter die Innenseite des Handgelenks und die Daumen obenauf. Führen Sie nun mit beiden Daumen kleine, kreisförmige Bewegungen auf dem Rücken des Handgelenks aus. Die Bewegung sollte langsam und rhythmisch sein und mit angenehm festem Druck ausgeführt werden. Machen Sie 15 bis 20 kleine Kreise.
2 Wechseln Sie nun in eine Art Fächerbewegung, indem Sie mit beiden Daumen bogenförmig vom Handgelenk aufwärts streichen. An den Seiten der Arme, etwa 5 Zentimeter vom Handgelenk entfernt, lösen sich Ihre Daumen sanft von der Haut. Sie können die Daumen gleichzeitig oder alternierend einsetzen. Etwa sechs Mal wiederholen.

• *Drücken Sie nicht zu fest, denn die Knochen im Handgelenk sind sehr empfindlich.*

Tipp

Massieren Sie so flüssig und rhythmisch wie möglich, mit einem sanft fließenden Übergang zwischen den Bewegungen.

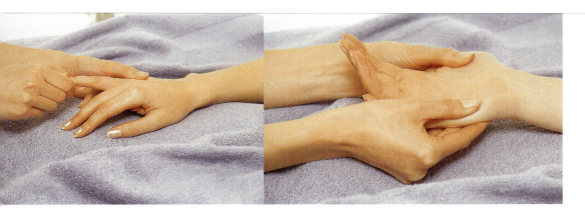

FINGERARBEIT

Diese Bewegungsfolge unterstützt die Flexibilität und Beweglichkeit der Finger. Außerdem entspannt und wärmt sie kalte Hände. Nicht anwenden bei schmerzenden, geschwollenen oder arthritischen Gelenken. Wechseln Sie die Hände, wenn notwendig.

1 Die Handfläche zeigt nach unten. Mit Ihrer anderen Hand halten Sie den kleinen Finger Ihres Massagepartners zwischen Daumen und Zeigefinger. Der Finger sollte an der Wurzel gut gestützt werden. Drehen Sie den gesamten Finger drei Mal im Uhrzeigersinn und danach drei Mal gegen den Uhrzeigersinn. Bitten Sie Ihren Massagepartner, nicht bei der Drehung zu helfen, sondern „loszulassen" und stattdessen Sie die Bewegung ausführen zu lassen.

2 Nehmen Sie jetzt den kleinen Finger zwischen Daumen und Zeigefinger. Er sollte in der Biegung Ihrer Finger abgestützt sein. In dieser Position führen Sie mit Ihrem Daumen sanfte Kreisbewegungen am Finger aus, von der Wurzel bis zur Fingerspitze.

3 Wenn Ihr Daumen die Fingerspitze Ihres Massagepartners erreicht hat, drücken Sie Ihre Finger in einer festen Streichbewegung abwärts. Halten Sie inne, sodass der gesamte Finger von Ihrer Hand umschlossen ist. Verringern Sie leicht den Druck und ziehen Sie Ihre Hand in die entgegengesetzte Richtung. Lassen Sie sie an der Fingerspitze in einer sanft ziehenden, dehnenden Bewegung abgleiten.

4 Wiederholen Sie die Sequenz an jedem Finger, schließen Sie mit dem Daumen.

HANDFLÄCHENDEHNUNG

Diese Sequenz dehnt und lockert zusammengezogene Muskelfasern in der Handfläche, was sie geschmeidiger macht.

1 Legen Sie die Hand Ihres Massagepartners zwischen Ihre Handflächen und drehen Sie sie um, sodass die Handfläche nach oben zeigt. Führen Sie diese Bewegung mit Entschlossenheit durch, sodass Sie die Kontrolle haben.

2 Lassen Sie den Handrücken Ihres Massagepartners auf Ihren Fingern ruhen und legen Sie Ihre Daumen in Richtung Handgelenk auf die Handfläche. Drücken Sie die Daumen sanft zu den Seiten hin weg, um die Handfläche zu spreizen und zu dehnen. Halten Sie die Spannung und zählen Sie bis fünf, dann lockern und zwei Mal wiederholen.

• *Dies ist die entgegengesetzte Bewegung zur „Sanften Dehnung" (Seite 66).*

Vorsicht

Achten Sie auf die Körpersprache Ihres Massagepartners. Etwa 70 Prozent der Kommunikation sind non-verbal. Nehmen Sie Notiz von jedem Zurückweichen oder Versteifen, das ein Zeichen von Unbehagen sein kann. Gleichermaßen sollten Sie positive Signale registrieren. Passen Sie Ihre Massage entsprechend an.

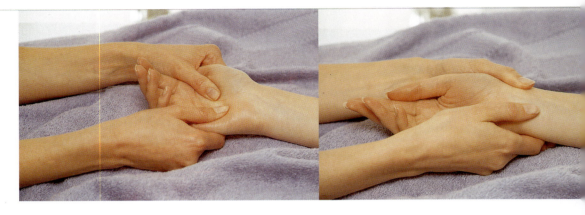

SPAZIERGANG AUF DER HANDFLÄCHE
Diese Griffe lockern Verspannungen in steifen Muskeln der Handflächen. Sie bestehen aus Streichen und Kneten

1 Die Handfläche Ihres Massagepartners zeigt nach oben. Legen Sie Ihre Hände um die Seiten seiner Hand, die Finger unten und die Daumen in der Handfläche. Mit den Daumen führen Sie kleine alternierende Streichbewegungen über die gesamte Handfläche aus. Arbeiten Sie sich von den Fingern zum Handgelenk vor. Die Daumen wechseln einander ab. Gleiten Sie mit beruhigenden Berührungen über die Hautoberfläche.
2 Kneten Sie jetzt die Handfläche. Führen Sie abwechselnd kreisförmige Bewegungen mit den Daumen aus. Verstärken Sie den Druck bei der Aufwärts- und verringern Sie ihn bei der Abwärtsbewegung. Arbeiten Sie langsam und rhythmisch abwechselnd mit beiden Daumen. Decken Sie die gesamte Handfläche ab und widmen Sie dabei dem Muskelpolster an der Daumenbasis besondere Aufmerksamkeit.
3 Folgen Sie diesem mit einigen festen, gleitenden Strichen. Machen Sie mit Ihren Daumen eine fächerförmige Bewegung von den Fingerwurzeln in Richtung Handgelenk. Ihre Daumen bewegen sich dabei gleichzeitig. Wenn sie an den Seiten des Handgelenks von der Hand heruntergleiten, kehren sie in die Ausgangsposition zurück und beginnen neu.
4 Mit Schritt 1 beenden.

• *Vorsicht mit dem Druck – einige Bereiche können empfindlich sein.*

STREICHEN DER INNEREN HANDGELENKE
Diese Bewegung ist beruhigend und kann eine hypnotische Wirkung haben. Nicht anwenden bei brüchigen Knochen oder schmerzenden, geschwollenen oder arthritischen Gelenken.

1 Die Handfläche Ihres Massagepartners zeigt nach oben. Legen Sie Ihre Finger auf die Rückseite des Handgelenks und die Daumen auf die Innenseite. Mit den Daumen führen Sie abwechselnd kleine, kreisförmige Bewegungen mit leichtem Druck aus.
2 Wechseln Sie zu einer sanften fächerförmigen Bewegung, bei der Sie beide Daumen in einem Bogen vom Handgelenk aufwärts streichen lassen. An den Seiten der Arme, etwa 5 Zentimeter vom Handgelenk entfernt, lösen sich Ihre Daumen sanft von der Haut. Sechs Mal wiederholen.

• *Stützen Sie die Hand gut ab und üben Sie nur sehr sanften Druck aus, um den empfindlichen Knochen des Handgelenks keine Schmerzen oder Missempfindungen zuzufügen.*

Vorsicht

Machen Sie keine hastigen Bewegungen. Sanfte rhythmische Streichbewegungen sind beruhigend und entspannend für Sie beide.

HANDGELENK-DREHUNG

Diese sanft drehenden Bewegungen verbessern die Beweglichkeit der Handgelenke und wirken Steifheit und Schwellungen entgegen. Führen Sie die Bewegung fest und kontrolliert aus, aber erzwingen Sie sie nicht. Seien Sie vorsichtig, wenn Ihr Partner unter Arthritis leidet oder eine Verletzung des Handgelenks hatte.

1 Für diese Bewegung muss der Unterarm Ihres Massagepartners etwas angehoben sein. Mit einer Hand stützen Sie sanft seinen Unterarm – packen Sie nicht zu fest zu. Verschränken Sie die Finger der anderen Hand mit seinen, um einen festen Halt zu gewährleisten. Sie können seine Hand auch so ergreifen, als wollten Sie sie sich begrüßen.
2 Drehen Sie nun langsam das Handgelenk, drei Mal im Uhrzeigersinn und drei Mal gegen den Uhrzeigersinn.
3 Legen Sie Arm und Hand sanft ab und lösen Sie langsam Ihre Finger.

Tipp

Erfühlen Sie den Bewegungsspielraum im Handgelenk Ihres Partners und bleiben Sie innerhalb seiner Grenzen. Sie brauchen die Kontrolle über die Bewegung, falls Ihr Partner versucht, dabei zu helfen, bitten Sie ihn wegzuschauen oder die Augen zu schließen.

ABSCHLIESSENDE BERÜHRUNG

Vervollständigen Sie die Massage mit beruhigenden Streichbewegungen zur Entspannung von Geist, Körper und Seele.

1 Die Handfläche Ihres Massagepartners zeigt nach unten. Legen Sie eine Hand darunter, um Wärme und Unterstützung zu geben. Wiederholen Sie die gleichen beruhigenden Streichbewegungen, mit denen Sie zu Beginn der Massage in der Aufwärmsequenz Hand und Arm massiert haben. Lassen Sie die Bewegungen allmählich leichter und langsamer werden.
2 Mit den Fingerspitzen der freien Hand streichen Sie nun federleicht über den Handrücken Ihres Massagepartners, als würden Sie eine Katze streicheln. Arbeiten Sie sich vom Handgelenk bis zu den Fingerspitzen vor, von denen Sie Ihre Finger dann „abfließen" lassen.
3 Legen Sie Ihre freie Hand auf die Hand Ihres Massagepartners und umschließen Sie sie sicher in der Wärme Ihrer Handflächen für etwa zehn Sekunden, nach Bedarf auch länger. Lockern Sie Ihren Griff und ziehen Sie Ihre Hände langsam weg.

• *Bedecken Sie die Hand Ihres Massagepartners mit einem Handtuch und wiederholen Sie den gesamten Ablauf mit der anderen Hand.*

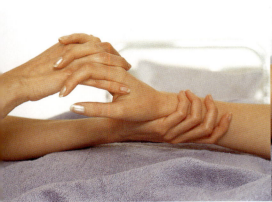
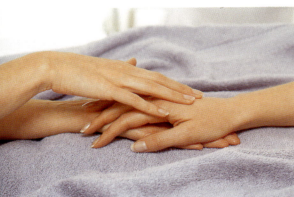

Die Füße besitzen Tausende von winzigen sensiblen Nervenenden. Sie sind eine der empfindsamsten Körperregionen. Mit Massage können Sie diese Nervenenden sowohl stimulieren als auch beruhigen und damit sich und Ihren Massagepartner anregen oder entspannen.

6 Fuß-massage

Eine schwungvolle Massage kann den Energielevel emporschnellen lassen und ein Gefühl des Wohlbehagens aufbauen. Eine langsamere Massage dagegen kann außerordentlich entspannend sein und in stressigen oder schwierigen Zeiten Erleichterung und Beruhigung bieten.

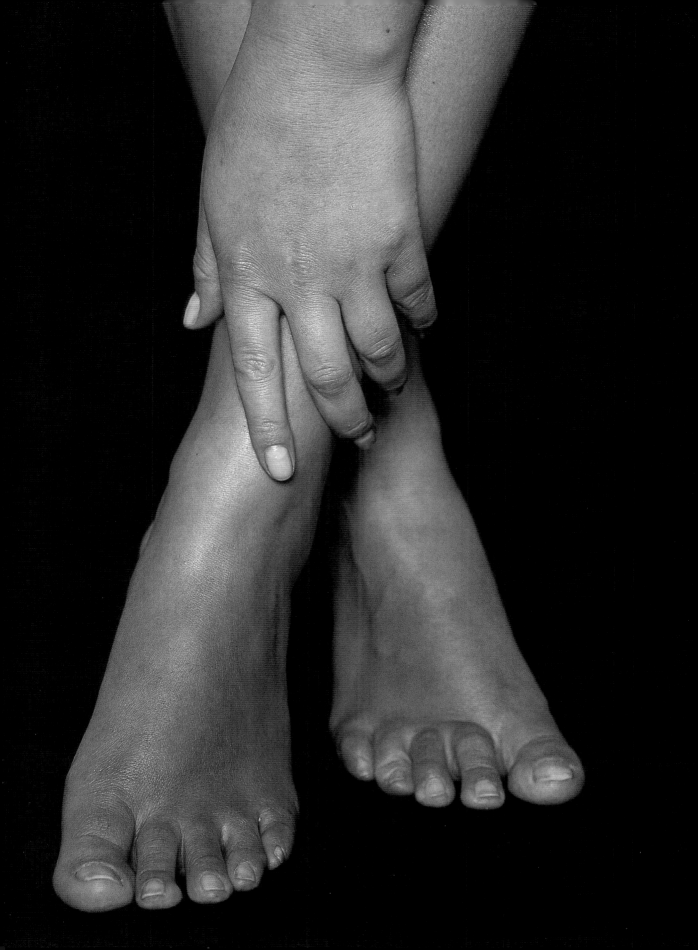

Selbstmassage
für kalte und müde Füße

Wenn Sie unter kalten Füßen leiden, probieren Sie einmal diese schnelle und effektive Massage aus. Sie können sie überall ausführen, zu Hause ebenso wie bei der Arbeit und eine nährende Creme oder ein Öl verwenden, aber viele der Griffe sind trocken ausgeführt ebenso wirkungsvoll, sogar ohne dass Sie Ihre Socken oder Strümpfe ausziehen müssen. Setzen Sie sich auf den Boden, auf einen Stuhl oder aufs Bett, sodass Sie Ihre Füße bequem erreichen können.

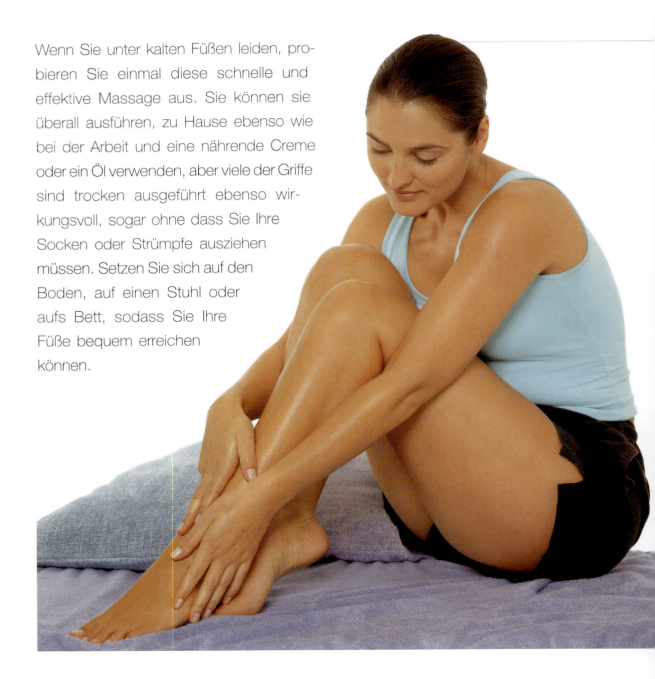

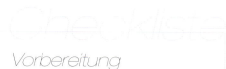

Vorbereitung

- *Legen Sie allen Schmuck an Händen, Füßen, Handgelenken und Knöcheln ab.*
- *Gehen Sie zur Toilette.*
- *Waschen Sie sich die Hände mit warmem Wasser – sie müssen warm sein, bevor Sie anfangen.*
- *Bereiten Sie sich eine kleine Menge Öl oder Creme zu (optional, siehe Kapitel 3).*
- *Ziehen Sie Ihre Schuhe aus.*
- *Setzen Sie sich bequem hin.*

AUFWÄRMEN

Diese glättenden, schwungvollen Streichbewegungen sind ein Kick-Start für Ihre Durchblutung. Fester, sicherer Druck verbessert den Blut- und Lymphkreislauf in Ihren Füßen und Beinen.

1 Falls Sie Öl oder Creme verwenden, krempeln Sie Ihre Hosenbeine hoch und ziehen Sie die Strümpfe aus. Geben Sie etwas Öl oder Creme, ungefähr von der Größe eines 20-Cent-Stücks, in Ihre Handfläche. Reiben Sie die Hände aneinander, bis sie warm und gut eingefettet sind.

2 Bei gebeugten Knien streichen Sie mit beiden Händen in einer langsamen, rhythmischen, fließenden Bewegung vom Knöchel bis zum Knie. Ihre Hände bleiben dabei geöffnet und weich. Stellen Sie sich vor, Ihre Hände seien aus Knetgummi und würden die Konturen Ihrer Beine nachformen.

3 Erhöhen Sie allmählich den Druck bei Ihren langen und ebenmäßigen Streichbewegungen aufwärts zum Knie. Verringern Sie den Druck am Knie und gleiten Sie seitlich an den Beinen wieder hinunter in die Ausgangsposition.

4 Bearbeiten Sie Wade und Schienbein, bis sie sich warm und entspannt anfühlen.

• *Machen Sie so lange weiter, wie es sich gut anfühlt – und das tut es!*

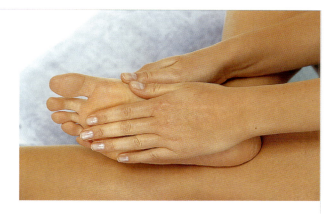

DIE FÜSSE STREICHEN

Wenn Ihre Beine warm sind, wenden Sie Ihre Aufmerksamkeit Ihren Füßen zu. Betten Sie den Knöchel eines Fußes auf ein Handtuch, das über dem Oberschenkel des anderen Beins liegt. Falls Sie auf dem Boden sitzen, ist es vielleicht angenehmer, den Knöchel auf ein Kissen zu legen.

1 Nehmen Sie den Fuß zwischen Ihre Handflächen und streichen Sie mit beiden Händen gleichzeitig in langen, gleichmäßigen Bewegungen von den Zehen zur Ferse. Drei Mal wiederholen.

2 Die Hände bleiben in derselben Position. Bewegen Sie die Handflächen in großen Kreisen, eine oben und eine unten.

3 Beenden Sie diese Sequenz, indem Sie den Fuß wieder zwischen die Handflächen nehmen, die Finger zeigen in Richtung Zehen. Ziehen Sie die Hände den Fuß entlang nach unten und lassen Sie sie sehr sanft am Ende der Zehen heruntergleiten. Drei Mal wiederholen.

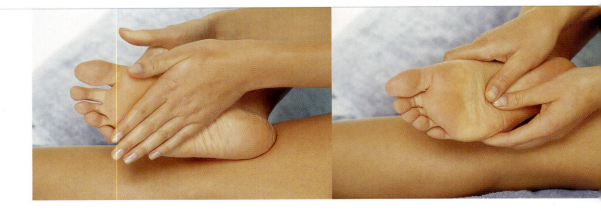

DIE FÜSSE REIBEN

Das Reiben der Füße ist eine normale Reaktion bei Kälteempfinden, da es Wärme erzeugt – und es fühlt sich herrlich an. Der Druck sollte recht fest sein, um die Durchblutung anzuregen und Ihren gesamten Körper zu wärmen und zu beleben.

1 Den Fuß zwischen Ihren Handflächen, reiben Sie kräftig über die Hautoberfläche. Machen Sie kurze Bewegungen vor und zurück in alle Richtungen. Eine Hand bewegt sich immer vorwärts und die andere rückwärts. Ihre Handgelenke sind dabei beweglich, Ihre Finger ganz gerade. Bearbeiten Sie den gesamten Fuß einschließlich Zehen, Ferse und Knöchel.

2 Führen Sie zum Abschluss einige glättende Striche über den gesamten Fuß aus.

• *Verweilen Sie nicht zu lange an einer Stelle.*

SOHLENFÄCHER

Diese Bewegung fühlt sich am besten an, wenn der Druck angenehm fest ist. Entspannen Sie sich und genießen Sie.

1 Stützen Sie den Fuß mit beiden Händen, die Finger oben auf dem Spann, die Daumen berühren sich in der Wölbung der Fußsohle. Drücken Sie beide Daumen in einer langen, schwungvollen, fächerartigen Bewegung hoch zur Wurzel der Zehen und auswärts zu den Seiten des Fußes. Die Daumen sollten dabei starr bleiben und den Hautkontakt aufrechterhalten, während Sie ein abgerundetes T beschreiben.

2 Üben Sie bei der Aufwärtsbewegung einen gleichmäßigen Druck aus, dann gleiten Sie über die Haut zurück in die Ausgangsposition. Vier Mal wiederholen.

Vorsicht

Die Fußsohle ist sehr berührungsempfindlich. Sie können spüren, wie sanfte Striche den ganzen Körper beruhigen, während lebhaftere Striche einen eher anregenden Effekt haben.

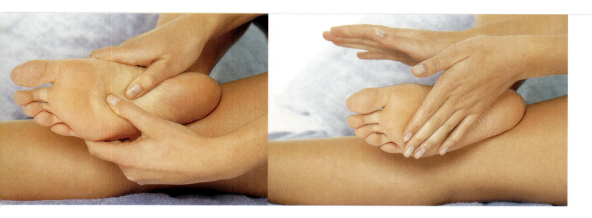

SOHLENSUCHE

Mit diesen Knetbewegungen können Sie die Verspannungspunkte in Ihrer Fußsohle ausmachen. Sie werden genau spüren, wo sie ansetzen müssen, um die beste Wirkung zu erzielen. Mit dieser Technik lockern Sie die Muskulatur, lindern Schmerzen und verbessern die Durchblutung.

1 Die Hände nehmen die gleiche Position ein wie bei der vorigen Massage. Mit den Daumen kreisen Sie kleinflächig über die gesamte Fußsohle und rund um die Ferse. Ihre Daumen arbeiten gleichzeitig und üben einen tiefen, aber angenehmen Druck aus – es ist enorm wohltuend, diesen Bereich zu kneten.

2 Stützen Sie den Spann mit einer Hand und bilden Sie mit der freien Hand eine lockere Faust. Lassen Sie Ihre Faust fest über Ihre Fußsohle rollen und benutzen Sie Ihre Knöchel, um kleine, kreisförmige spannungslösende Bewegungen auszuführen.

3 Beenden Sie diese Sequenz mit einigen sanften Streichbewegungen rund um den Fuß.

FUSSKLOPFEN

Dies ist eine anregende, belebende Bewegung, welche die Durchblutung anregt und Ihnen ein umfassendes Wohlgefühl vermittelt. Nicht anwenden bei entzündeten Hautpartien oder Hühneraugen.

1 Klopfen Sie abwechselnd mit beiden flachen Händen leicht auf Ihre Zehen. Machen Sie schnelle, rhythmische Bewegungen, wie wenn Sie Schlagzeug spielen. Ihre Handgelenke bleiben locker, Ihre Finger federn zurück, sobald sie auf der Haut landen. Fangen Sie langsam an und erhöhen Sie allmählich die Geschwindigkeit dieser energischen und elastischen Bewegung.

2 Auf Spann und Fußsohle wiederholen.

3 Lassen Sie dieser belebenden Bewegung einige sanfte Striche folgen, um die Region zu beruhigen.

• *Versuchen Sie, Ihre Fußsohle mit dem Handrücken zu klopfen.*

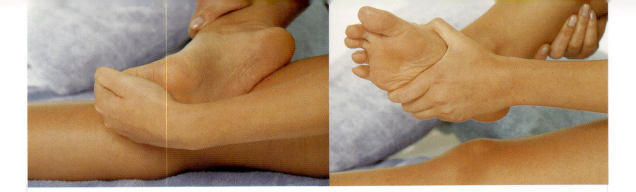

ZEHENDEHNEN UND ZEHENKREISEN

Wenn Sie häufig kalte Zehen haben, sollten Sie diese Sequenz regelmäßig anwenden. Sie lockert die Gelenke und fördert die Durchblutung der Extremitäten. Bei schmerzenden, geschwollenen oder arthritischen Zehgelenken sollten Sie einen Arzt oder Physiotherapeuten zu Rate ziehen, bevor Sie diese Übung machen.

1 Stützen Sie den Fuß mit einer Hand und umfassen Sie alle fünf Zehen fest mit der anderen. Die Handfläche liegt auf dem Fußballen, die Finger sind um die Zehen gebogen und zeigen um die Fußspitze herum in Richtung Knöchel. Drücken Sie vorsichtig gegen Ihre Zehen, um sie gegen das Bein zu biegen. Halten und bis sechs zählen. Lockern. Vier Mal mit langsamen und kontrollierten Bewegungen wiederholen.

2 Aus der gleichen Position heraus greifen Sie fest Ihre Zehen und lassen sie alle gemeinsam sanft rotieren. Fangen Sie im Uhrzeigersinn an. Sechs Mal wiederholen. Dann in die andere Richtung rotieren. Sechs Mal wiederholen.

KNÖCHELKREISEN

Keine Fußmassage ist vollständig ohne das Knöchelkreisen. Diese einfache Bewegung erhält die Beweglichkeit. Außerdem ist sie eine der wirksamsten durchblutungsfördernden Übungen. Bei schmerzenden, geschwollenen oder arthritischen Knöcheln sollten Sie zuerst einen Arzt oder Physiotherapeuten zu Rate ziehen.

1 Stützen Sie das Bein mit einer Hand oberhalb des Knöchels. Mit der anderen Hand umfassen Sie den Fuß. Aus diesem festen Halt heraus lassen Sie Ihren Knöchel im Uhrzeigersinn rotieren. Führen Sie diese Bewegung entschlossen und kontrolliert aus. Fünf Mal wiederholen.

2 Fünf Mal in die andere Richtung wiederholen.

• *Das Knöchelkreisen sollten Sie täglich ausführen. Sie werden bemerken, dass sich die Beweglichkeit Ihres Knöchels allmählich erhöht.*

ABSCHLIESSENDE STREICHBEWEGUNGEN

Inzwischen sollten Ihre Füße warm und vital sein. Beruhigen Sie die Nervenenden mit einigen langsamen Streichbewegungen.

1 Streichen Sie mit den Händen fest von den Zehen hoch zu den Knöcheln oder bis zu Knie.
2 Streichen Sie leicht mit den Fingerspitzen über den gesamten Fuß und den unteren Teil des Beins.
3 Nehmen Sie den Fuß zwischen Ihren Handflächen. Halten Sie inne und spüren Sie die Wärme Ihrer Hände. Lockern Sie langsam den Griff und ziehen Sie Ihre Hände weg.

• *Bedecken Sie den Fuß mit einem Handtuch, um ihn warm zu halten, und wiederholen Sie die Sequenz mit dem anderen Fuß.*

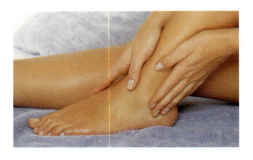

Belebende Fußmassage

Eine Fußmassage kann müde Füße erfrischen, Schmerzen vertreiben, Gelenke beweglich halten und die Durchblutung in Schwung bringen. Probieren Sie diese Sequenz mit einem Massagepartner und variieren Sie die Tiefe und Geschwindigkeit der Streichbewegungen je nach Stimmung und Gelegenheit. Fangen Sie mit dem rechten Fuß an und wiederholen Sie dann die Sequenz beim linken Fuß.

Checkliste
Was Sie brauchen

- Ein kleines Kissen.
- Zwei Stühle, einen kleinen Tisch und/oder Sitzkissen, je nach Position.
- Brauchbares Öl oder Creme in kleinem Behälter (siehe Kapitel 3).
- Holz- oder Kunststoffspatel für Creme.
- Zwei kleine Handtücher.
- Papiertücher zum Abwischen der Hände und um eventuelle Spritzer aufzunehmen.
- Sanfte Hintergrundmusik (optional).
- Decke (optional).
- Uhr (optional).
- Kölnisch Wasser (optional).
- Watte (optional).
- Spiegel (optional).
- Schuhlöffel (optional).

Checkliste
Was Ihr Massagepartner tun sollte

- Bequeme, lockere Kleidung tragen. Die Hosenbeine sind hochgekrempelt.
- Zehenringe oder Fußkettchen ausziehen.
- Sie über alle gesundheitlichen Einschränkungen informieren, die die Massage betreffen (siehe S. 46). (Fragen Sie Ihren Massagepartner nach Allergien und bieten Sie verschiedene Öle oder Cremes an.)
- Zur Toilette gehen.
- Verschiedene Positionen ausprobieren, damit Sie es beide bequem haben.
- Gemeinsam mit Ihnen langsam und tief atmen und die Gedanken auf die Massage konzentrieren.

Checkliste
Vorbereitung

- Ziehen Sie bequeme, waschbare Kleidung an.
- Dämpfen Sie die Beleuchtung.
- Das Zimmer sollte warm und zugfrei sein.
- Sorgen Sie dafür, dass sie in der nächsten halben Stunde nicht gestört werden.
- Legen Sie allen Schmuck ab, der bei der Massage stören könnte.
- Waschen Sie sich die Hände.
- Ihre Nägel sollten kurz geschnitten, glatt und sauber sein.
- Wärmen Sie Ihre Hände vor, indem Sie sie kräftig aneinander reiben. Machen Sie ein paar Beweglichkeitsübungen (siehe S.116–119), um Spannungen zu lösen.

Vorbereitungen

Manche Menschen finden es ein bisschen komisch, sich die Füße massieren zu lassen. Sie machen sich Sorgen, dass ihre Füße hässlich sind oder schlecht riechen. Bevor Sie also mit der Massage beginnen, erklären Sie genau, was Sie tun werden, und erläutern Sie kurz einige der Vorteile.

Absprechen

Geben Sie Ihrem Massagepartner die Gelegenheit, zu fragen. Versichern Sie ihm, dass Sie sofort aufhören, sobald er etwas schmerzhaft oder unangenehm empfindet.

Machen Sie es sich bequem

Verwenden Sie ein bisschen Zeit und Mühe darauf, dass Sie beide bequem, gut abgestützt und im richtigen Winkel zueinander sitzen. Im Idealfall sollte Ihr Rücken gerade und der Fuß Ihres Partners auf Ihrer Brusthöhe sein, um Muskelverspannungen in Ihren Armen zu vermeiden. Sie sollten sich frei bewegen und ungehindert durchatmen können. Sie müssen ein wenig probieren, dann werden Sie die ideale Lösung finden. Je nach den Umständen können Sie unter folgenden Möglichkeiten wählen:

Fußposition 1

Ihr Massagepartner liegt auf einem Bett oder Liegestuhl. Sie sitzen auf einem niedrigen Stuhl oder Hocker Ihrem Massagepartner gegenüber und haben leichten Zugang zu seinen Fußsohlen. Legen Sie ein kleines Kissen oder ein zusammengerolltes Handtuch unter seine Knie, sodass die Füße sich in der entspanntesten Position befinden. Ihr Massagepartner soll es bequem haben und sein Kopf und Rücken sollten gut abgestützt sein. Wenn er eine halb sitzende Position bevorzugt, verwenden Sie zusätzliche Kissen.

Fußposition 2

Ihr Massagepartner sitzt in einem Sessel, die Beine ruhen auf einem Hocker oder kleinen Tischchen in ähnlicher Höhe. Alternativ kann er seine Füße auch in Ihren Schoß legen. Betten Sie die Füße auf ein Kissen, das mit einem Handtuch abgedeckt ist, die Knie leicht gebeugt. Sie sitzen dem Massagepartner gegenüber auf einem Sessel, Hocker oder Sitzkissen, aber überprüfen Sie Ihre Sitzhöhe und Position, damit Sie sich nicht unangenehm weit vorbeugen müssen.

Fußposition 3

Ihr Partner sitzt auf dem Boden, gegen einen Kissenstapel gelehnt. Sie knien oder sitzen im Schneidersitz auf dem Boden, den Rücken an die Wand oder ein schweres Möbelstück gestützt. Die Füße Ihres Massagepartners liegen auf einem Kissen in Ihrem Schoß.

Reinigung

Es ist ganz normal, dass man Angst hat, die Füße könnten schmutzig sein oder unangenehm riechen – selbst wenn man gerade aus der Dusche kommt. Erleichtern Sie Ihrem Massagepartner daher die Sache, indem Sie seine Füße reinigen. Verwenden Sie dafür feuchte Reinigungstücher. Warnen Sie ihn vor, dass die Tücher sich zunächst ein bisschen kalt anfühlen können. Verwenden Sie für jeden Fuß ein frisches Tuch, um Kreuzinfektionen zu vermeiden. Während der Reinigung behandeln Sie die Füße mit Zuneigung und Sorgfalt, als würden Sie sie freundlich begrüßen. Nutzen Sie die Gelegenheit, Temperatur, Hautbeschaffenheit, Farbe und Verspannungen zu prüfen. Suchen Sie nach offenen Verletzungen, geschwollenen Gelenken, Krampfadern oder Pilzinfektionen (siehe Kapitel 9).

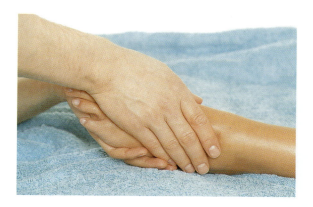

DIE FÜSSE BEGRÜSSEN

Der erste Eindruck zählt – und Ihr erster Kontakt mit den Füßen Ihres Massagepartners bestimmt die Atmosphäre der gesamten Massage. Geben Sie Vertrauen, und Sie werden spüren, wie die Füße Ihres Partners allmählich weicher und empfänglicher für Ihre Berührungen werden.

1 Betten Sie den rechten Fuß Ihres Massagepartners sanft in beide Hände. Halten Sie ihn mit maximalem Hautkontakt fest und bringen Sie ihn auf diese Weise dazu, sich in der Wärme und Geborgenheit Ihrer Handflächen zu entspannen.

2 Halten Sie ein, zwei Minuten so inne. Vielleicht bitten Sie Ihren Massagepartner, ein paar Mal tief durchzuatmen, um sich zu entspannen und so den größtmöglichen Nutzen aus Ihrer Massage zu ziehen. Sie können das ebenfalls tun. Es ist überraschend, wie wirkungsvoll tiefes Atmen sein kann, wenn Sie die Anspannung des Alltags loslassen wollen.

3 Lösen Sie Ihren Griff und ziehen Sie langsam die Hände weg.

• *Nehmen Sie sich wirklich Zeit für diese Begrüßungsberührung. Sie vermittelt Ihrem Partner das Gefühl von Vertrauen.*

Tipp

Je nach Ihrer Fußposition müssen Sie einige der Bewegungen vielleicht leicht modifizieren, damit Sie Ihre Arme und Hände frei bewegen können.

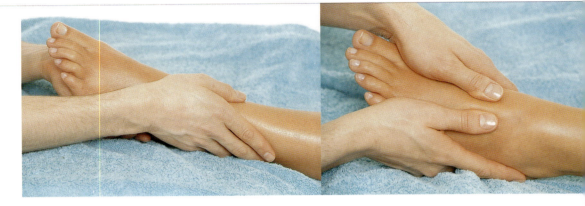

AUFWÄRMSTRICHE

Diese Folge fließender Streichbewegungen lässt das Öl oder die Creme gut einziehen, wärmt die Füße und bereitet sie auf die Massage vor.

1 Geben Sie etwas Öl oder Creme in Ihre Handfläche. Es genügt etwa die Größe eines 20-Cent-Stücks. Falls Ihr Massagepartner sehr trockene Haut hat, nehmen Sie mehr, aber nicht zuviel, sonst rutschen Ihre Hände ab. Reiben Sie Ihre Hände aneinander, damit sie warm werden und gut eingefettet sind.

2 Betten Sie den rechten Fuß zwischen Ihre Handflächen – eine Hand auf dem Spann, die andere unter der Sohle. Bringen Sie Ihre Hände in die Gebetsposition, um maximalen Hautkontakt zu erhalten.

3 Lassen Sie die Hände sanft, aber fest von den Zehenspitzen nach oben gleiten. Wenn Sie den Knöchel erreicht haben, lassen Sie sie mit etwas geringerem Druck zurück zu den Zehen gleiten, ohne den Kontakt zu verlieren. Diese glättende, rhythmische, schwungvolle Bewegung folgt den Konturen des Fußes. Ihre Hände sollten die Form des Fußes nachbilden.

4 Sie können die Streichbewegungen auch bis zum Knie ausführen. Drücken Sie bei der Aufwärtsbewegung kräftiger und gleiten Sie dann zurück zum Knöchel.

5 Mehrfach wiederholen, bis der Fuß sich warm und entspannt anfühlt.

• *Bedecken Sie den anderen Fuß Ihres Partners mit einem Handtuch, damit er warm bleibt.*

DEN FUSS ÖFFNEN

Diese dehnende und lösende Bewegung hilft gegen Verspannungen in müden und schmerzenden Füßen. Probieren Sie es bei sich selbst aus, wenn Sie den ganzen Tag auf den Beinen waren.

1 Legen Sie Ihre Hände an beide Seiten des Fußes – die Finger unter der Sohle, die Daumen obenauf. Üben Sie mit den Daumen leichten Druck aus, um die Oberfläche des Fußes zu dehnen. Bei der Auswärtsbewegung Ihrer Daumen spüren Sie, wie der Fuß sich ein wenig wölbt. Bis fünf zählen, dann sanft lösen.

2 Drei Mal wiederholen, wobei Sie jedes Mal ein wenig tiefer am Fuß ansetzen.

• *Halten Sie den Druck auf der Oberseite des Fußes, achten Sie darauf, nicht die Zehen zu drücken.*

Vorsicht

Die Füße Ihres Massagepartners verdienen Sorgfalt und Respekt. Immerhin laufen wir im Verlauf unseres Lebens im Durchschnitt vier Mal um die Erde! Mit jedem Schritt trägt jeder unserer Füße das Eineinviertelfache unseres Körpergewichts. Für die meisten Menschen summiert sich das auf ein Gesamtgewicht von 1 Million Pfund täglich.

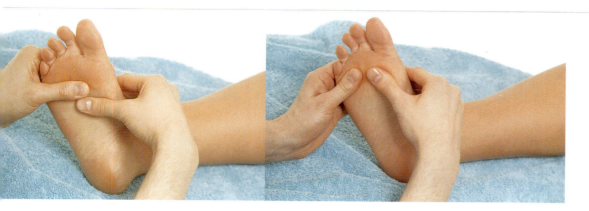

KREUZ UND QUER ÜBER DIE SOHLE

Feste Massagegriffe auf der Fußsohle können wirklich angenehm sein. Diese tiefen Streichbewegungen lösen Verspannungen und wärmen die Sohle. Versuchen Sie, einen langsamen, regelmäßigen Rhythmus mit gleichmäßigem Druck zu bewahren.

1 Fassen Sie den Fuß mit beiden Händen. Die Daumen liegen auf der Ferse, die Finger überlappen sich auf dem Spann. Nun setzen Sie einen Daumen über den anderen und lassen ihn nach außen und wieder zurück gleiten. Ihre Daumen bewegen sich mit festem Druck gleichzeitig in entgegengesetzte Richtungen. Mit dieser abwechselnden Vorwärts- und Rückwärtsbewegung wandern Sie langsam den Fuß hoch und bedecken die gesamte Fußsohle, ohne den Hautkontakt zu unterbrechen.
2 Führen Sie die Bewegung fort und wandern Sie dabei abwärts in Richtung Ferse.
3 Drei Mal wiederholen.

• *Versuchen Sie verschiedene Geschwindigkeiten einzusetzen. Eine langsame Massage ist sehr beruhigend, während eine schwungvollere Bewegung belebend wirkt.*

DAUMENKREISEN

Diese Sequenz geht ein bisschen mehr in die Tiefe. Sie regt die Durchblutung der Fußsohle an, erzeugt dadurch Wärme und erhöht die Beweglichkeit.

1 Ihre Hände befinden sich in der gleichen Position wie zu Beginn der vorigen Sequenz. Mit den Daumen machen Sie kleine kreisende Bewegungen über die Fußsohle. Ihre Daumen arbeiten dabei gleichzeitig und rollen die Haut gegen das darunterliegende Gewebe. Es ist eine rhythmische, knetende Bewegung – drücken, anheben, zusammenpressen und lockern.
2 Arbeiten Sie sich von der Ferse bis zu den Zehenwurzeln mit einer glatten, gleichmäßigen Bewegung hoch, ohne dass Ihre Daumen den Hautkontakt verlieren. Wiederholen Sie das Daumenkreisen, bis die gesamte Fußsohle bedeckt ist.

• *Überprüfen Sie immer wieder, ob der Druck für Ihren Partner angenehm ist, denn einige Bereiche des Fußes können ein wenig empfindlich sein.*

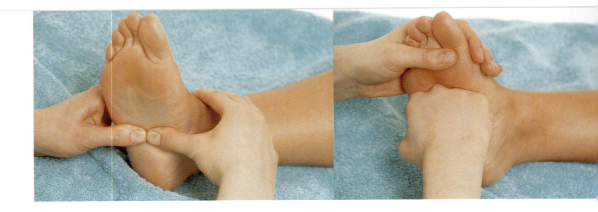

DAUMENSTREICHEN

Diese tief gehende Streichbewegung tut besonders nach dem vorangegangenen Kneten enorm wohl. Sie sollten dabei in einer Position sitzen, in der Sie sich leicht nach hinten lehnen und Ihren Rücken gerade halten können.

1 Halten Sie den Fuß mit beiden Händen fest, Ihre Finger treffen sich auf dem Spann, die Daumen am Fußballen. Passen Sie die Finger den Fußkonturen an, sodass er geborgen in Ihren Händen ruht. Üben Sie jetzt kurze, schwungvolle Abwärtsbewegungen mit den Daumen aus, immer ein Daumen nach dem anderen, rhythmisch und wellenartig.

2 Arbeiten Sie sich bis zur Ferse herunter, sodass die gesamte Fußsohle abgedeckt ist.

3 Wenn Ihre Daumen die Ferse erreicht haben, lockern Sie den Druck und lassen Sie die Daumen an beiden Seiten des Fußes gleichzeitig hochgleiten. Sobald Sie die Zehenspitzen erreicht haben, ziehen Sie Ihre Daumen mit einem festen, kräftigen Strich herunter zur Ferse.

4 Ihre Daumen gleiten wieder in die Ausgangsposition. Vier Mal wiederholen.

• *Sagen Sie Ihrem Massagepartner, er soll das Kribbeln im Fuß genießen, das mit der verbesserten Durchblutung einhergeht.*

SOHLENDEHNUNG

Eine Dehn- und Lockerungsbewegung, welche die bisherigen Sequenzen an der Fußsohle ergänzt und dazu beiträgt, den Fuß zu lockern.

1 Legen Sie die flache Hand auf die Oberseite des Fußes. Mit der anderen Hand machen Sie eine lockere Faust und legen Ihre Knöchel genau unter den Fußballen. Dann streichen Sie mit der Faust kräftig die Fußsohle herunter in Richtung Ferse, sodass Ihre Fingerrücken – nicht die Knöchel – sich in die Haut drücken. Sie erzeugen damit eine tiefe, wohltuende Dehnung. Drei Mal wiederholen.

2 Machen Sie jetzt mit dem Handballen eine feste, kreisförmige Bewegung rund um die Fußwölbung. Beschreiben Sie einen großzügigen Kreis und bewahren Sie dabei möglichst viel Hautkontakt. Ihre Hand bleibt locker und entspannt, Ihre Handfläche liegt flach auf der Haut. Drei Mal wiederholen.

DEN SPANN STREICHEN

Diese leichte Streichbewegung kann erfrischend oder sehr beruhigend sein – je nach der Geschwindigkeit der Striche. Idealerweise sollten Sie in einer Position sitzen, in der Sie sich leicht nach hinten neigen können. Halten Sie Ihren Rücken gerade und die Ellbogen an den Seiten.

1 Halten Sie den Fuß mit beiden Händen. Ihre Daumen liegen darunter, die Fingerspitzen bilden eine Linie auf den Zehenrücken. Heben Sie Ihre Ellbogen an, um mit allen acht Fingern leicht über den Fußrücken bis zum Knöchel zu streichen.

2 Streichen Sie mit den Fingern in kreisenden Bewegungen um den Fußknöchel, die rechte Hand auf der rechten, die linke auf der linken Seite.

3 Lehnen Sie sich zurück und führen Sie gleichzeitig die Finger zurück zu den Zehen, diesmal mit noch geringerem Druck.

4 Vier Mal wiederholen.

• *Drücken Sie nicht zu fest auf die Knochen am Fußrücken. Sprechen Sie sich mit Ihrem Massagepartner ab.*

ZEHEN-TONIKUM

Diese Bewegung entspannt. Heben Sie Ihre Ellbogen seitlich an, um sie noch wirkungsvoller zu machen.

1 Sie halten den Fuß mit beiden Händen. Ihre Finger treffen sich unter der Sohle, die Daumen liegen auf dem Spann an der Zehenwurzel zwischen großem und zweitem Zeh. Nun streichen Sie mit einem Daumen mit recht festem Druck ungefähr 2,5 Zentimeter abwärts. Ihr Daumen folgt dabei der Vertiefung zwischen den Sehnen auf dem Fußrücken. Sobald der eine Daumen den Strich vollendet hat, folgt der zweite auf demselben Weg in rhythmischer Abfolge.

2 Wiederholen Sie diese Wellenbewegung, ein Daumen nach dem anderen, etwa zehn Mal.

3 Wiederholen Sie die Bewegung entlang der anderen Vertiefungen auf dem Fußrücken, zum Schluss am kleinen Zeh.

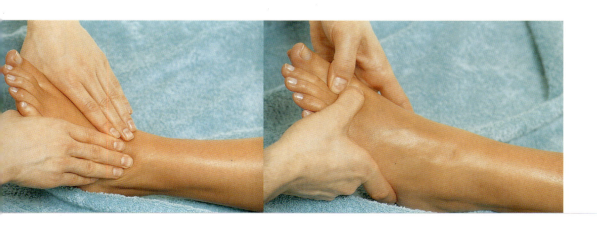

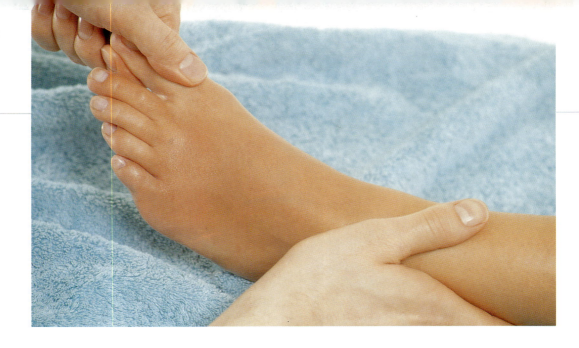

ZEHEN DRÜCKEN UND DEHNEN

Diese Abfolge ist erfrischend und belebend für müde Füße. Sie erhöht die Beweglichkeit steifer Gelenke, stärkt die Muskulatur und fördert die Durchblutung. Versuchen Sie nicht, missgebildete Zehen in Form zu bringen – arbeiten Sie darum herum. Nicht anwenden, wenn Ihr Partner schmerzende, geschwollene oder arthritische Gelenke hat. Wechseln Sie Ihre Position und die Hände, falls notwendig, denn bei kleinen Zehen ist dies eine ziemliche Feinarbeit. Es kann auch hilfreich sein, die Ellbogen seitlich anzuheben.

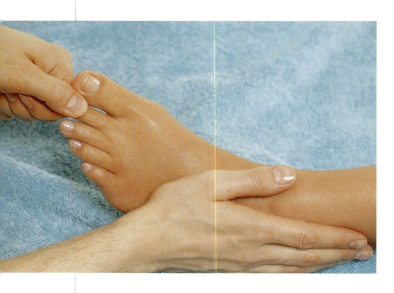

1 Halten Sie den Fuß in einer Hand. Mit der anderen Hand fassen Sie den großen Zeh Ihres Massagepartners mit Daumen und Zeigefinger. Halten Sie den Zeh an der Wurzel. Achten Sie darauf, dass er gut abgestützt ist. Dann drehen Sie den Zeh langsam drei Mal im Uhrzeigersinn. Anschließend drei Mal in die andere Richtung drehen. Führen Sie die Bewegung sanft und kontinuierlich aus, erzwingen Sie nichts.

2 Daumen und Zeigefinger sind immer noch in der gleichen Position. Während Sie Ihre Hand in Richtung Zehenspitze bewegen, rollen und drücken Sie den Zeh behutsam.

3 Ihr Daumen und Zeigefinger gleiten zurück in die Ausgangsposition, dann ziehen Sie sie sanft in Ihre Richtung, sodass Sie der Länge nach über den Zeh streichen – das ruft ein angenehmes Gefühl hervor. Am Ende des Zehs lassen Sie die Finger allmählich „abfließen". Stellen Sie sich vor, Sie würden einen Faden von den Zehenspitzen abziehen.

4 Wiederholen Sie diesen Bewegungsablauf nacheinander an jedem Zeh.

• Es kann auch einfacher sein, alle fünf Zehen gleichzeitig zu drehen.

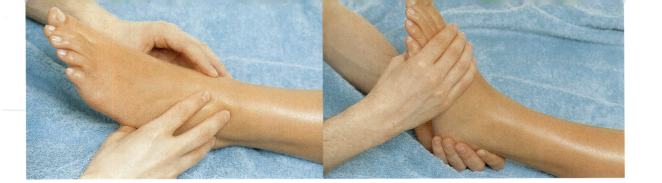

KNÖCHELKNETEN

Erfrischt und entspannt steife, müde und angeschwollene Knöchel durch das Auspressen von Abfallstoffen und Wasseransammlungen. Es fördert die gesunde Blutzufuhr und die Versorgung des umgebenden Gewebes mit Nährstoffen.

1 Umfassen Sie mit beiden Händen die Ferse. Legen Sie Ihre Finger um den Knöchel und die Daumen auf die Fußwölbung (üben Sie keinen Druck mit den Daumen aus, sondern lassen Sie sie einfach auf der Haut ruhen). Mit zwei oder mehr Fingern machen Sie jetzt kleine kreisförmige Bewegungen rund um die beiden vorstehenden Knochen auf beiden Seiten des Knöchels. Massieren Sie beide Seiten gleichzeitig. Drei Mal wiederholen.

2 Legen Sie die Ferse in eine Handfläche. Massieren Sie sanft die Ferse mit Handfläche und Fingern in festen, kreisförmigen Bewegungen.

3 Lösen Sie Ihre Hand, damit Sie die Achillessehne auf der Rückseite der Ferse zwischen Daumen und Fingern massieren können. Arbeiten Sie sich in kreisförmigen Bewegungen an beiden Seiten der Achillesferse hoch in Richtung Wade. Der Druck sollte leicht und wohltuend sein.

• *Stützen Sie mit der anderen Hand den Fuß ab.*

KNÖCHELROTATION

Diese einfache Rotationsbewegung lockert die Sehnen und Bänder um das Knöchelgelenk und dehnt und entspannt die Achillessehne. Knöchelrotationen fördern auch die Durchblutung bei kalten Füßen und beugen geschwollenen Gelenken vor. Falls Ihr Massagepartner zerbrechliche Knochen oder schmerzende, geschwollene oder arthritische Knöchel hat, fragen Sie seinen Arzt, ob diese Bewegung empfehlenswert ist. Bleiben Sie innerhalb des Bewegungsspielraums Ihres Massagepartners. Zwingen Sie den Fuß nicht in eine unbequeme Position.

1 Stützen Sie die Ferse mit einer gewölbten Hand ab. Mit der anderen Hand halten Sie den Fuß auf Höhe der Zehenwurzeln. Drehen Sie ihn dann vom Knöchel aus drei Mal im Uhrzeigersinn. Danach drei Mal in die Gegenrichtung drehen.

2 Ihre Hände bleiben in dieser Position. Dehnen Sie die Fußspitze in Ihre Richtung. Halten, dann lockern. Anschließend drücken Sie den Fuß langsam, kontrolliert und rhythmisch von sich weg. Halten und lockern. Etwa fünf Mal wiederholen.

• *Regelmäßig ausgeführt, kann die Knöchelrotation in punkto Beweglichkeit und Durchblutung wahre Wunder bewirken.*

DER LETZTE SCHLIFF

Schließen Sie die Fußmassage mit einigen sehr sanften Strichen ab, um die sensiblen Nervenenden zu beruhigen.

1 Mit den Fingerspitzen beider Hände üben Sie weiche Streichbewegungen über den gesamten Fuß aus. Gehen Sie langsam, aber entschieden vor. Arbeiten Sie sich von den Knöcheln zu den Zehen vor. Drei Mal wiederholen.

2 Verringern Sie allmählich den Druck, bis hin zu einer federleichten Bewegung, bei der Ihre Finger die Haut kaum noch berühren. Lassen Sie Ihre Hände am Ende der Zehen langsam abgleiten. Drei Mal wiederholen.

3 Halten Sie den Fuß einige Sekunden lang zwischen Ihren Handflächen fest.

Jeder kann von Hand- und Fußmassagen profitieren – von ganz jung bis ganz alt –, nicht nur physisch, sondern auch emotional. Und der Nutzen ist noch größer, wenn die Massage von einem Familienmitglied oder einem guten Freund mit Liebe und Zärtlichkeit gegeben wird.

7 Massage
für jedes Alter

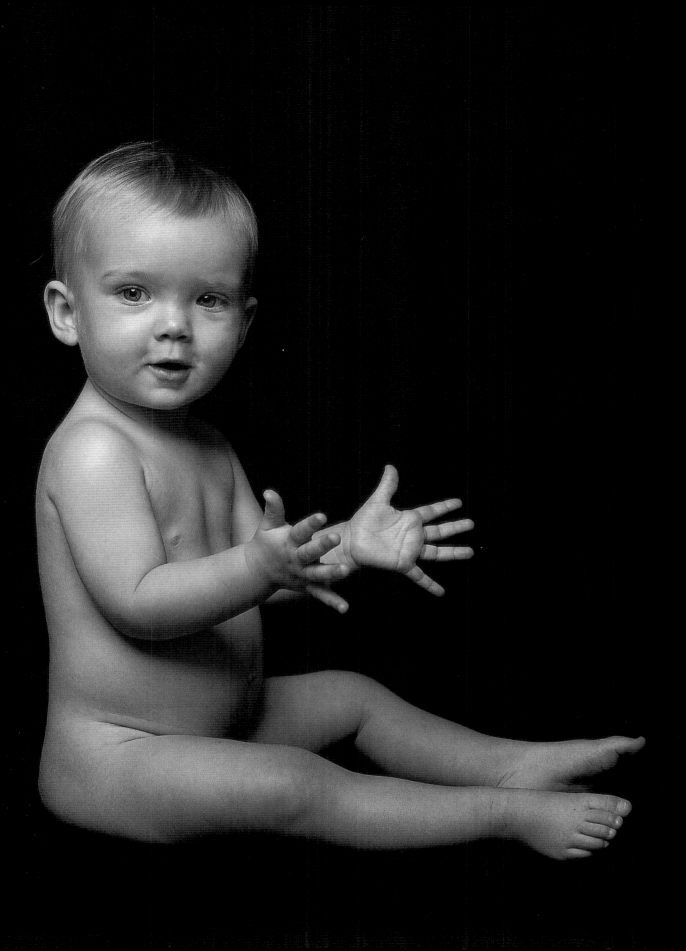

Massage für Schwangere

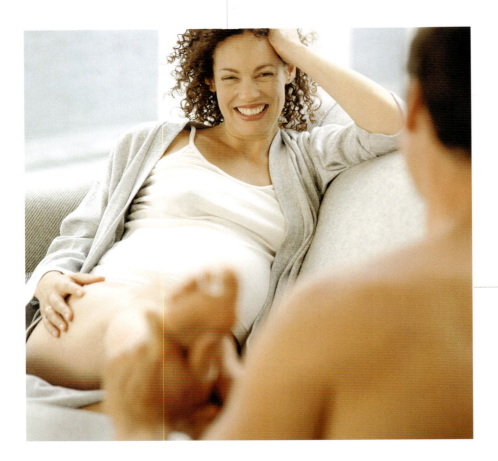

Der Nutzen einer Massage während der Schwangerschaft und Stillzeit ist mittlerweile so bekannt, dass viele Krankenschwestern und Hebammen diese Techniken erlernen. Die Schwangerschaft stellt erhöhte Anforderungen an Seele, Geist und Körper, und viele Frauen empfinden diese Zeit wie eine Achterbahnfahrt durch emotionale und körperliche Höhen und Tiefen. Eine sanfte Hand- oder Fußmassage oder auch eine Maniküre oder Pediküre kann in diesem aufregenden und anstrengenden Lebensabschnitt sehr hilfreich sein.

Folgen Sie den Anweisungen auf den nächsten Seiten und setzen Sie viele leichte Massagegriffe ein. Vermeiden Sie alle tiefen oder energischen Bewegungen während der Schwangerschaft. Nehmen Sie eine gute, nährstoffreiche Creme oder ein entsprechendes Öl, aber fügen Sie keine ätherischen Öle hinzu ohne den Rat eines qualifizierten Aromatherapeuten.

Wohltaten für werdende Mütter

- Eine einfache Hand- oder Fußmassage kann vorgeburtliche Ängste mindern und Entspannung fördern; eine Vorbereitung auf ein positiveres Geburtserlebnis.
- Die Zeit zum Loslassen erhöht den Energielevel und macht es so leichter, mit den körperlichen Anstrengungen der Schwangerschaft zurechtzukommen.
- Nährstoffreiche Cremes und Öle verbessern die Feuchtigkeit der Haut und der Nagelhäute, die während der Schwangerschaft oft extrem trocken werden.
- Fußmassagen lösen Verspannungen in müden Füßen und beugen geschwollenen Fußgelenken vor, die oft mit der Schwangerschaft einhergehen.
- Die Massage setzt Endorphine frei, körpereigene Hormone, und schickt sie durch den gesamten Körper. Sie verbessern das Wohlbefinden und lindern generelle Beschwerden.
- Maniküre und Pediküre stärken das Selbstvertrauen und sorgen dafür, dass Sie sich in Ihrer Haut wohl fühlen. Und wenn Sie es nicht mehr schaffen, Ihre Zehennägel selbst zu schneiden, können Sie sich auf jemand anderen verlassen, der das für Sie erledigt.
- Die Massage durch einen Partner während der Wehen und der Geburt kann wunderbar beschützend und trostreich sein. Obwohl viele Frauen es nicht mögen, wenn man während der Wehen ihren Körper berührt, kann eine Handmassage Spannungen lösen und Schmerzen lindern.

Fakten

In Indien und Japan gehört die Massage zur Grundausbildung einer Hebamme. Traditionell erhalten Frauen regelmäßig Massagen während der Schwangerschaft. Nach der Entbindung werden Mütter und ihre Babys 40 Tage lang täglich massiert, um sich von den physischen und emotionalen Strapazen der Geburt zu erholen.

Vorsicht
Einige Vorsichtsmaßnahmen

- *Geben Sie keine Massage, wenn Sie Bedenken haben. Holen Sie sich Rat beim Arzt oder bei der Hebamme Ihrer Massagepartnerin, falls sie an gesundheitlichen Einschränkungen leidet.*
- *Überprüfen Sie, ob Ihre Massagepartnerin Beschwerden wie Bluthochdruck oder Schwangerschaftsdiabetes hat. Beides kommt während der Schwangerschaft relativ häufig vor.*
- *Verwenden Sie während der Schwangerschaft ätherischen Öle nur auf Anraten eines Aromatherapeuten.*
- *Vermeiden Sie tiefe Massagen um die Ferse, die Knöchel und die Achillesferse. Reflexologen sagen, dass diese Bereiche in Verbindung mit dem Uterus stehen, und feste Massagen an diesen Stellen Kontraktionen hervorrufen können. (Massieren Sie niemals den Unterleib.)*

Tipp

Auch Partner sind sehr gestresst, müde und ängstlich! Also nehmen Sie sich ein bisschen Zeit für eine Massage und zeigen Sie einander, wie viel Sie sich wert sind. Versuchen Sie, die Partnermassage auch nach der Geburt des Kindes fortzusetzen.

Massage bei Kindern

Babys und Kinder lassen sich gerne knuddeln und massieren – und das ist nicht nur eine schöne Erfahrung, sondern die umsorgende Berührung hat auch positive gesundheitliche Auswirkungen auf Eltern wie Kinder. Im Tierreich werden die Jungen von ihren Müttern bei jeder Gelegenheit geherzt und können sich ankuscheln. Und die Natur weiß es offensichtlich am besten. Studien haben jetzt gezeigt, dass Babys, die in ihren ersten Lebenstagen die Wärme und Sicherheit engen körperlichen Kontakts erfahren, weniger weinen, besser gelaunt sind und fester schlafen. Auch Eltern profitieren davon, wenn sie ihre Kinder mit Berührungen verwöhnen. Untersuchungen bei frisch gebackenen Müttern ergaben, dass sie ein besseres Selbstvertrauen hatten, sich wohler fühlten und weniger unter den „Heultagen" litten, wenn sie ihr Baby regelmäßige massieren.

Gegenseitige Fürsorge

Liebe und Zuneigung durch Berührungen auszudrücken, ist ein Urinstinkt. Viele Eltern genießen es, mit den winzigen Händchen und Füßchen ihres Babys Finger- und Zehenspiele wie „Das ist der Daumen, der schüttelt die Pflaumen" zu spielen. Und wenn die Kinder älter werden, ist es für die Eltern selbstverständlich das Kind tröstend zu streicheln, um es zu beruhigen und wieder aufzurichten. Die therapeutische Kraft der Berührung kann noch erweitert werden, indem Sie Ihr Kind regelmäßig massieren, egal wie alt es ist und wann immer Sie das Gefühl haben, dass es ein bisschen zusätzliche Liebe und Aufmerksamkeit braucht.

Auch Kinder geben gerne Massagen. Sie sind weniger gehemmt und finden es völlig normal, ihre Liebe zu den Eltern, Geschwistern und Freunden zu zeigen. Tatsächlich kann es durchaus sein, dass Ihr Kind einen Griff hat, der unmittelbar Wohlbehagen und Entspannung vermittelt – dem Spender ebenso wie dem Empfänger. Hand- und Fußmassagen können auch während der bewegten Teenager-Zeit sehr nützlich sein, wenn viele Eltern und Heranwachsende sich in den Haaren liegen. Jüngste Studien haben gezeigt, dass die „Kriegsgegner" trotz allem noch viel Zuneigung füreinander hegen – sie wissen nur nicht, wie sie das zeigen sollen. Eine liebevolle Hand- oder Fußmassage kann der richtige Weg sein, um die Kommunikationskanäle offen zu halten.

Geben und nehmen

Hände und Füße können Sie sie überall und jederzeit massieren. Es besteht auch keine Notwendigkeit, sich auszuziehen, was viele Kinder, Teenager und Erwachsene besonders anspricht. Sie brauchen keine formale Sitzung, sondern nutzen Sie einfach die Gelegenheit, wenn Ihnen beiden nach einer Massage ist.

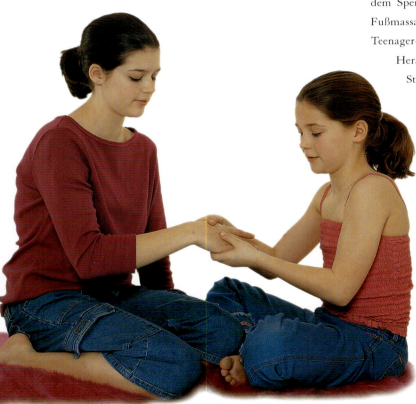

Jedes Kind ist anders, und sie werden bald seine speziellen Vorlieben, Abneigungen und Neigungen entdeckt haben. Es ist eine der Freuden der Massage, den Charakter und die Stimmungen Ihres Kindes kennen zu lernen. Zwingen Sie Ihr Kind nicht, eine Massage zu empfangen oder zu geben, warten Sie den richtigen Zeitpunkt ab. Und brechen Sie ab, sobald einer von Ihnen sich langweilt oder schlechte Laune bekommt. Dann versuchen Sie es später noch einmal.

Die folgenden Anleitungen enthalten Vorschläge für eine einfache Hand- und Fußmassage bei Ihrem Kind. Sie können den gesamten Ablauf durchgehen oder Hände und Füße zu verschiedenen Zeiten massieren. Wenn Sie Ihr Kind einige Male massiert haben, wird es wahrscheinlich den Wunsch haben, etwas zurückzugeben und auch Freunde und Geschwister zu massieren. Dann sollte es aber besser kein Öl verwenden, da dies in einem ziemlichen Chaos ausarten könnte!

Die sichere Massage Ihres Kindes

- Wählen Sie das Massageöl sorgfältig aus, denn die kindliche Haut ist sehr sensibel – achten Sie darauf, dass es geeignet ist. Vermeiden Sie Nussöl und alle ätherischen Öle, es sei denn auf Ratschlag eines Aromatherapeuten.
- Verwenden Sie kein Öl bei den Händen von Kleinkindern; sie könnten es sich in die Augen reiben.
- Holen Sie sich immer das Einverständnis der Hebamme, bevor Sie ein Baby massieren.
- Geben Sie keine Massage, wenn das Kind sich unwohl fühlt, besonders wenn es Fieber hat oder medikamentös behandelt wird.
- Arbeiten Sie sorgfältig um Bereiche mit verletzter Haut herum – Verzichten Sie auf die Massage, wenn Ihr Kind einen Ausschlag oder eine Hautinfektion hat.

Machen Sie es sich gemütlich

Nehmen Sie eine Position ein, in der Sie so viel Kontakt wie möglich mit dem Kind haben. Sie müssen es beide bequem haben und gut abgestützt sein, sodass Sie sich frei bewegen und ungehindert atmen können. Sie sollten sich nicht drehen oder strecken müssen.

- Ein Baby wird die Sicherheit und Wärme Ihres Schoßes mögen. Setzen Sie sich auf ein Kissen und lehnen Sie den Rücken gegen eine Wand. Probieren Sie unterschiedlich große Kissen aus, um das für Sie bequemste zu finden. Setzen Sie sich im Schneidersitz hin oder strecken Sie die Beine aus. Legen Sie das Baby auf Ihren Schoß, mit einem in ein Handtuch gewickelten Kissen oder etwas Ähnlichem darunter.
- Leiden Sie unter Rückenschmerzen, dann versuchen Sie, das Baby auf ein Tischchen oder Ähnliches zu legen.
- Bei einem kleineren Kind setzen Sie sich mit V-förmig ausgestreckten Beinen hin und legen das Kind zwischen Ihren Beinen auf den Boden.
- Ein älteres Kind oder ein Heranwachsender wird gerne in seinem Lieblingssessel, auf dem Sofa, auf dem Bett oder auf dem Boden sitzend massiert. Betten Sie die Hände oder Füße auf ein handtuchbedecktes Kissen.

Checkliste

Was Sie brauchen:

- *Kissen oder waschbare Unterlage. Mit sauberem, weichem, warmem Handtuch abdecken.*
- *Öl oder Creme von guter Qualität und für die zarte Kinderhaut geeignet (nur notwendig für die Fußmassage). Fragen Sie Ihren Apotheker um Rat.*
- *Holz- oder Plastikspatel für die Creme.*
- *Zusätzliches Handtuch und Babyfeuchttücher.*

Was Sie tun müssen:

- *Das Zimmer muss warm und frei von Zugluft sein.*
- *Ziehen Sie Schmuck aus, der stören könnte.*
- *Ihre Nägel sollten kurz, weich und sauber sein.*
- *Waschen Sie sich die Hände mit warmem Wasser.*
- *Nehmen Sie beide eine bequeme Position ein.*

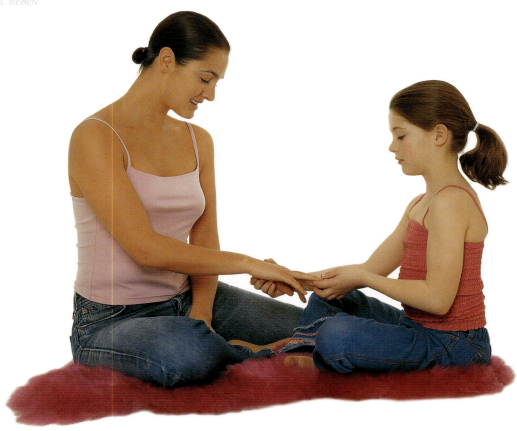

Fußmassage

Geben Sie einen winzigen Tropfen geeignetes Öl oder Creme auf eine Handfläche. Reiben Sie Ihre Hände energisch aneinander, damit sie sich erwärmen.

Begrüßung

Halten Sie die Füße des Kindes fest, in jeder Hand einen, die Finger obenauf und die Daumen unten. Genießen Sie die weiche Kinderhaut an Ihrer Haut. Ihre Berührung ist sanft. Verweilen Sie so eine Minute, damit das Kind sich sicher fühlt. Ziehen Sie Ihre Hände langsam in einer Streichbewegung von den Knöcheln zu den Zehen weg.

- *Wiederholen Sie diese glättenden Striche, wenn das Kind unruhig ist, damit es sich entspannen kann und ein Kitzeln der Bewegungen vermieden wird.*

Vorsicht

Ihr Kind ist sehr empfänglich für Stimmungen, also bleiben Sie ruhig, entspannt und zuversichtlich. Nehmen Sie sich reichlich Zeit, damit Sie Ihrem Kind volle Aufmerksamkeit schenken können. Wenn Sie unter Druck stehen oder in Eile sind, verschieben Sie die Massage.

Sohlenstreichen

Ihre Hände umfassen den Fuß des Babys, Ihre Daumen massieren sanft seine Fußsohlen. Bewegen Sie Ihre Daumen kreisförmig und üben Sie einen sehr leichten, gleichmäßigen Druck aus, sodass sie über die Hautoberfläche gleiten. Passen Sie Ihre Hände der Form der Babyfüßchen an.

- *Wenn die Füße kitzlig sind, machen Sie die Griffe ein ganz klein wenig stärker.*

Füße reiben

Betten Sie den rechten Fuß des Kindes zwischen Ihre Handflächen. Ihre Hände bleiben weich, Ihre Handflächen bewegen sich sanft vor und zurück über den Rücken und die Sohle des Fußes. Mit dem linken Fuß wiederholen.

• *Dies ist eine angenehme Art, kalte Füße aufzuwärmen.*

Zehen drücken

Legen Sie die rechte Hand um die Ferse des Kindes, um sie zu stützen. Mit Daumen und Zeigefinger der anderen Hand drücken Sie leicht den großen Zeh und ziehen dann ganz, ganz sanft daran. Lassen Sie Ihre Hand in einer behutsamen, Bewegung von der Zehenspitze abgleiten. Wiederholen Sie das nacheinander bei jedem Zeh. Mit dem linken Fuß wiederholen.

Tipp

Wenn Ihnen die Hand- und Fußmassage mit Ihrem Baby gefallen hat, fragen Sie doch Ihre Hebamme nach einem speziellen Babymassage-Kurs in Ihrer Nähe. Dort lernen, Sie wie Sie Ihrem Kind eine Ganzkörpermassage geben.

Tipp

Lassen Sie Ihr Baby auch Ihren Körper erkunden. Nehmen Sie aber die Brille ab, denn kleine Hände patschen gerne ins Gesicht oder ziehen an den Haaren!

Füße halten

Vervollständigen Sie die Fuß-Massage, indem Sie die Kinderfüße ungefähr eine Minute lang festhalten. Dabei atmen Sie tief und gleichmäßig.

• *Decken Sie die Füße Ihres Kindes mit einem Handtuch zu, damit sie warm bleiben.*

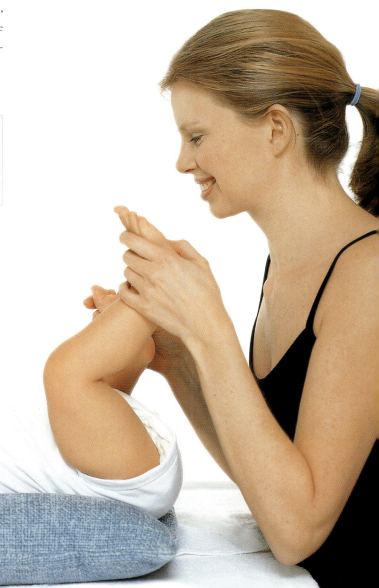

Handmassage

Die Hände begrüßen

Falls Sie noch Öl oder Creme an den Händen haben, wischen Sie diese mit einem Feuchtuch oder Handtuch gründlich ab. Halten Sie seine Hände sanft für etwa eine Minute in Ihren.

- *Kinder mögen den beruhigenden Klang Ihrer Stimme, also reden, summen oder singen Sie leise.*

Handflächen-Kreise

Halten Sie die rechte Hand des Babys mit der Handfläche nach oben zwischen Ihren Händen. Ihre Finger liegen auf dem Handrücken, die Daumen in der Handfläche. Öffnen Sie sanft seine Hand und beschreiben Sie mit Ihren Daumen kleine Kreise rund um die Handfläche und entlang seiner Finger. Üben Sie geringen und gleichmäßigen Druck aus. Bei der linken Hand wiederholen.

Finger-Kreise

Halten und stützen Sie das rechte Handgelenk Ihres Kindes mit einer Hand. Mit Zeigefinger und Daumen der anderen Hand nehmen Sie seinen Daumen und lassen ihn rotieren. Wiederholen Sie das mit allen Fingern, zum Schluss mit dem kleinen. Wiederholen Sie den Ablauf mit der linken Hand.

- *Seien Sie überaus behutsam, erzwingen Sie nichts.*

Finger streichen

Stützen Sie das rechte Handgelenk Ihres Kindes. Mit den Fingerspitzen Ihrer anderen Hand streichen Sie sanft vom Handgelenk bis zu den Fingern über den Handrücken. Ihre Berührung sollte leicht sein, und Ihre Finger von den Fingerspitzen des Kindes abfließen. Führen Sie ungefähr zehn dieser leichten Streichbewegungen aus. Bei der linken Hand wiederholen.

Das Ende anzeigen

Beenden Sie, indem Sie die Hand Ihres Kindes genauso festhalten wie zum Auftakt der Massage. Das bringt die Massage zu einem ruhigen, ausgeglichenen Abschluss.

Massage für die ältere Generation

Die Wärme der menschlichen Berührung durch eine Massage kann gerade für ältere Leute sehr wertvoll sein. Mit einer Massage können Sie Ihren Respekt und Ihre Zuneigung für ältere Verwandte und Freunde sehr gut zeigen. Auch Pflegekräfte erkennen zunehmend den Wert der „professionellen Zuneigung" und erlernen Massagetechniken als Unterstützung der medizinischen Versorgung von Patienten in Krankenhäusern, Hospizen und Altersheimen. Sanfte Hand- und Fußmassagen tun besonders weniger beweglichen älteren Menschen gut, da sie nicht die Haltung wechseln müssen.

Schmerzen und Beschwerden lindern

Auf rein physischer Ebene können regelmäßige Hand- oder Fußmassagen in Verbindung mit Hand- und Fußbeweglichkeitsübungen die Muskulatur stärken und die Gelenke beweglich erhalten. Das verbessert die Lebensqualität und ermöglicht die kontinuierliche Teilnahme an den gewohnten Freizeitaktivitäten. Massagen regen auch die Durchblutung und den Lymphfluss an, halten die Haut weich und geschmeidig und beugen vielen der typischen Hand- und Fußbeschwerden des Alters vor. Darüber hinaus kann so der Gesundheitszustand der Hände und Füße überprüft werden, sodass mögliche Beschwerden (siehe S. 46) schon im Frühstadium behandelt werden können. Grundsätzlich sollte dazu ermuntert werden, regelmäßig mithilfe eines Spiegels die Füße selbst zu untersuchen.

Das Selbstwertgefühl steigern

Viele ältere Leute stehen am Ende ihres Lebens alleine da, nachdem sie ihr Leben lang Liebe geschenkt haben. Vielleicht gibt es niemanden mehr, der sie umarmt oder küsst oder ihnen „Hallo" und „Tschüs" sagt. Eine Massage kann dieses Gefühl wieder in ihr Leben bringen und damit ein wenig zur Bekämpfung von Isolation und Einsamkeit beitragen. Die Zärtlichkeit in der Berührung eines anderen kann das Selbstwertgefühl steigern und Optimismus und Wohlbefinden fördern.

> *Tipp*
>
> *In vielen Kulturen bitten Großeltern ihre Enkel darum, ihre Schmerzen und Beschwerden wegzumassieren – und sie nutzen die gemeinsame Zeit zum Austausch von Geschichten und Erinnerungen.*

Das Älterwerden bringt Ängste und Sorgen mit sich. Untersuchungen belegen, dass eine fünfminütige Hand- oder Fußmassage die Angstschwelle herabsetzt und Stress reduziert. Eine sanfte Massage fördert die Entspannung und vermittelt innere Ruhe, die dazu beitragen kann, ein wenig gelassener mit schwierigen Situationen umzugehen.

Mit Sorgfalt massieren

Den meisten alten Menschen gibt eine Hand- oder Fußmassage viel Freude. In jedem Falle ist es wichtig, dass Sie sensibel auf den Gesundheitszustand Ihres Partners eingehen. Fragen Sie ihn immer um Erlaubnis und brechen Sie sofort ab, wenn er Anzeichen von Erschöpfung oder Unbehagen zeigt. Sie sollten sich auch darüber im Klaren sein, dass Ihre Berührungen Sorgen oder Trauer zum Ausbruch bringen können. Haben Sie ein offenes Ohr. Sie brauchen nicht in der Lage zu sein, komplizierte Fragen zu beantworten. Allein durch Ihre Aufmerksamkeit vermitteln Sie bereits großartigen Trost.

Achten Sie darauf, dass Ihr Partner eine bequeme Position hat und sich während der Massage frei bewegen und frei atmen kann. Halten Sie die Massage kurz und stimmen Sie die Griffe auf die jeweiligen Bedürfnisse ab. Verwenden Sie viel glättendes, leichtes Streichen und stärkendes Halten. Schon das einfache Halten der Hand oder des Fußes Ihres Massagepartners in der Wärme Ihrer Handflächen für ein paar Minuten kann die Durchblutung verbessern.

> *Fakten*
>
> *Untersuchungen an älteren Menschen in Massagekursen haben ergeben, dass der psychologische Nutzen einer liebevollen Berührung für den Spender sogar noch größer sein kann als der physische.*

Im Alter versteifen oft die Gelenke, schmerzen und schwellen an. Massagen können Linderung bringen, sollten jedoch immer mit großer Sorgfalt um die betroffenen Gelenke herum ausgeführt werden. Arbeiten Sie niemals direkt an einem heißen, geschwollenen oder entzündeten Gelenk, denn die Massage erzeugt Wärme, welche die Beschwerden verschlimmern kann. Massieren Sie sanft ober- und unterhalb des Gelenks, um die Blutzirkulation zu verbessern und Abfallprodukte und Wasseransammlungen aus dem Bereich abfließen zu lassen. Streichen Sie von den Zehen hoch zu den Knöcheln und von den Fingern in Richtung Handgelenke. Schließen Sie mit vorsichtigen Beweglichkeitsübungen (siehe Seite 116), aber erzwingen Sie die Bewegungen nicht.

Im Alter wird die Haut oft dünn und trocken und ist leicht verletzlich. Üben Sie also nur geringen Druck aus und verwenden Sie viele lange Streichbewegungen. Ihre Nägel sollten kurz sein. Entfernen Sie Ringe oder Schmuckstücke, die stören könnten. Eine typische Alterserkrankung ist Osteoporose, bei der die Knochen schwach und brüchig werden. Vermeiden Sie zu starken Druck auf empfindliche Knochen, denn dies könnte zu einem Bruch führen. Seien Sie besonders vorsichtig mit den zerbrechlichen Knochen der Handgelenke. Machen Sie Ihre Berührungen sanft und behutsam.

> *Tipp*
>
> *Eine professionelle Maniküre mit Paraffinwachs-Behandlung hilft bei steifen Gelenken oder Arthritis. Das Wachs erzeugt angenehme Wärme, die Schmerzen lindert und Ihre Hände wärmt und entspannt.*

Maniküre und Pediküre sind nicht einfach kosmetischer Luxus – sie sind auch eine wertvolle Therapie für Hände und Füße.

Maniküre und Pediküre

Eine gute Maniküre oder Pediküre umfasst eine entspannende Massage, welche die Durchblutung anregt, die Nägel stärkt, das Hautbild verbessert und Schutz gegen die tägliche Beanspruchung bietet.

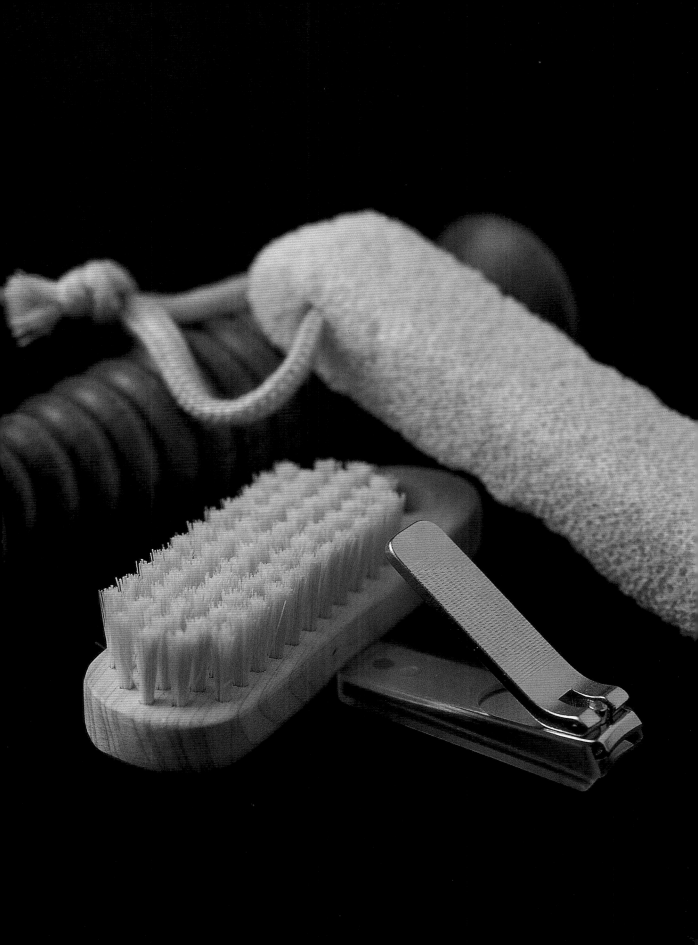

Maniküre

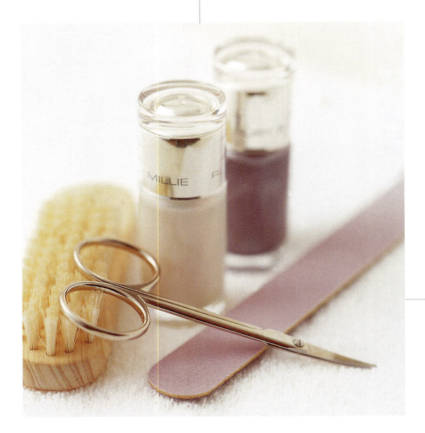

Nehmen Sie sich eine halbe Stunde Zeit, um jemandem mit einer einfachen Maniküre oder Pediküre zu erfreuen. Die nächsten Schritte können Sie auch gut für die Selbstbehandlung anwenden. Nicht zufällig berichten Krankenhauspatienten über viel bessere Entspannung und größeres Wohlbefinden, wenn sie von Freiwilligen des Roten Kreuzes eine Maniküre erhalten haben. Sie werden feststellen, dass Hände sehr schnell auf Pflege und Aufmerksamkeit ansprechen.

Checkliste
Was Sie brauchen

- *Drei kleine Handtücher.*
- *Kosmetiktücher.*
- *Wattebällchen aus Baumwolle zum Entfernen von Nagellack.*
- *Wattestäbchen – zum Reinigen der Nagelhaut und der Fingernägel.*
- *Nagellackentferner – um alten Lack zu entfernen. Nehmen Sie acetonfreien Entferner mit Moisturizing-Effekt. Er wird Ihre Nägel nicht brüchig und trocken machen.*
- *Sandblattfeile – zum Feilen der Nägel. Vermeiden Sie metallene Nagelfeilen, sie können Ihre Nägel einreißen oder splittern lassen. Sandblattfeilen haben für gewöhnlich verschieden stark gekörnte Seiten. Die grobere Seite können Sie zum Kürzen der Nägel verwenden, die feinere zum Formen und Entfernen von Kanten oder Rissen. Bei schwachen Nägeln verwenden Sie ausschließlich die feine Seite.*
- *Handbad – eine kleine Schale zur Hälfte mit warmem Wasser gefüllt. Geben Sie ein paar Tropfen mildes Shampoo hinein, da es weniger austrocknet als die meisten Seifen oder Waschgels. Alternativ können Sie auch etwas Mandelöl oder drei Tropfen reines ätherisches Öl verwenden (siehe Kapitel 3).*
- *Nagelhautentferner oder Mandelöl – um fest sitzende Nagelhäute zu lösen.*
- *Nagelbürste mit Naturborsten.*
- *Hufstäbchen – um die Nagelhaut sanft zurückzuschieben und die Nägel zu reinigen. Verwenden Sie nichts Metallisches und lassen Sie die Finger von Nagelhautschere. Die Nagelhäutchen dürfen nicht geschnitten werden, denn sie sollen Fremdkörper daran hindern, unter die Haut zu gelangen. Wenn die Haut beschädigt ist, kann dies zu einer Nagelbettentzündung führen.*
- *Geeignetes Öl oder Creme – zum Einmassieren in die Haut. Sehen Sie in Kapitel 3 nach, um sich eine Auswahl zusammenzustellen.*
- *Holz- oder Plastikspatel – zum Auftragen der Creme.*
- *Nagelpolierer – zur Anregung der Durchblutung und für natürlich glänzende Nägel.*
- *Polierpaste (optional) – für zusätzlichen Glanz auf den Nägeln.*
- *Unterlack und Nagellack (optional) – verwenden Sie einen farblosen Unterlack, um die Oberfläche zu glätten und die Nägel vor Verfärbungen zu schützen.*

Checkliste
Was Sie tun müssen

- *Legen Sie alles bereit.*
- *Legen Sie allen Schmuck ab, und Ihr Partner ebenfalls.*
- *Waschen und wärmen Sie sich die Hände. Bedecken Sie Schnitte oder Hautabschürfungen mit Pflaster.*
- *Bitten Sie Ihren Partner,*
  – alte Kleidung zu tragen (oder bieten Sie eine Schürze o. Ä. an, um seine Kleidung zu schützen) und die Ärmel bis zum Ellbogen hochzukrempeln;
  – sich die Hände zu waschen.

Bequemes Arbeiten

Sie sollten in der richtigen Höhe und nah genug sitzen. Eine der praktischsten Positionen ist, wenn Sie sich an einem kleinen Tisch gegenübersitzen. Breiten Sie ein Handtuch über den Tisch und falten Sie ein weiteres Handtuch, das Sie Ihrem Partner stützend unter den Ellbogen legen. Legen Sie ein Kosmetiktuch zurecht, um Feilspäne schnell und leicht entsorgen zu können. Ein drittes Handtuch halten Sie sicherheitshalber bereit. Alternativ können Sie einander auch gegenübersitzen und sich jeder ein handtuchumwickeltes Kissen auf den Schoß legen.

Die Maniküre planen

Bevor Sie anfangen, untersuchen Sie die Hände Ihres Gegenübers, um ein Gefühl für sie zu entwickeln. Im Falle von infektiösen Nagel- oder Hauterkrankungen sollten Sie nicht mit der Maniküre fortfahren. Prüfen Sie, ob Einschränkungen bestehen, die bei der Massage besonderer Vorsicht bedürfen (siehe Seite 40). Sie müssen auch herausfinden, ob Allergien gegen Cremes, Öle oder Nagelkosmetika bestehen. Wenn Ihre Partnerin allergisch gegen Nagellack ist, lassen Sie den letzten Schritt der Maniküre weg. Fragen Sie auch nach persönlichen Vorlieben im Hinblick auf Nagelform und -farbe.

Tipp

Überprüfen Sie den allgemeinen Gesundheitszustand der Nägel und Haut – vielleicht können Sie Ratschläge erteilen wie in Kapitel 9 aufgeführt.

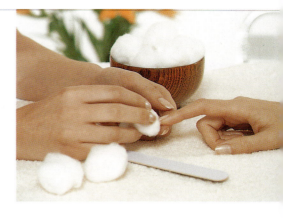

ALTEN NAGELLACK ENTFERNEN
Bevor Sie mit der Maniküre anfangen, sollten alle Spuren alten Nagellacks entfernt werden.

Tränken Sie ein Wattebällchen mit Nagellackentferner und drücken Sie es einen Augenblick auf den Nagel. Dann langsam abwischen. Falls erforderlich, tränken Sie ein Wattestäbchen in Nagellackentferner und reinigen Sie damit das Nagelhäutchen und die Nagelspitze.

Tipp

Gehen Sie zu einer professionellen Maniküre, um Ihre Hände und Nägel pflegen zu lassen. Beobachten Sie die Expertin bei der Arbeit und lernen Sie daraus. Machen Sie sich keine Gedanken, wenn Ihre Nägel abgekaut oder verformt sind – Ihre Kosmetikerin hat schon viele solcher Hände gesehen und kann Sie beraten. Ihre Nägel sehen nach einer Maniküre viel besser aus, und Sie werden auch mehr Lust haben, sie zu pflegen.

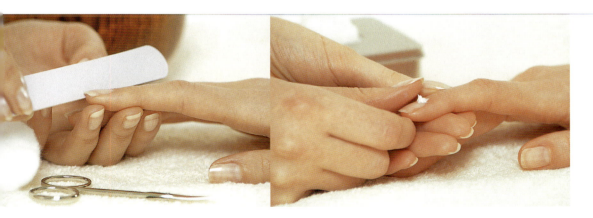

DIE NÄGEL FEILEN

Bringen Sie jetzt die Nägel in Form. Feilen Sie die Spitzen in dieselbe Form wie die Wurzel der Nägel. Bei diesem und dem nächsten Schritt beginnen Sie mit der rechten Hand.

Formen Sie nacheinander alle Nägel mit der Sandblattfeile. Neigen Sie die Feile in einem Winkel von 45 Grad, sodass Sie sich auf die Unterseite des Nagels konzentrieren. Mit der feineren Seite feilen Sie den freien Nagelrand, immer von der Seite zur Mitte hin, um eine sanfte Kurve zu formen. Arbeiten Sie immer nur in einer Richtung mit langen, rhythmischen Bewegungen. Vermeiden Sie Sägebewegungen auf ein und derselben Stelle, denn dies kann die Nagelschichten zum Spalten bringen. Feilen Sie nicht zu tief in die Nagelecken, denn das schwächt den Nagelrand und erhöht die Gefahr des Spaltens oder Brechens.

• *Bei sehr langen Nägeln geht es schneller, wenn Sie sie zuerst mit einer Nagelschere auf die gewünschte Länge kürzen. Schneiden Sie von der Seite zur Mitte hin und wiederholen Sie dies auf der anderen Seite.*

DIE NAGELHÄUTE EINWEICHEN

Dieser Schritt löst die Nagelhäute (die abgestorbene Haut an der Nagelwurzel), sodass sie leichter zurückgeschoben werden können.

Massieren Sie mit der Spitze Ihres Zeigefingers mit ein wenig Nagelhautentferner oder Mandelöl jede Nagelwurzel und die umgebende Haut des Fingers.

• *Wenn die Nagelhäute sehr hart und trocken sind, baden Sie die Nägel fünf Minuten in einer kleinen Schale mit warmem Mandelöl. Danach massieren Sie das Öl in die Nagelhäute.*

DIE NÄGEL BADEN

Dieser Schritt löst auch den hartnäckigsten Schmutz rund um die Nägel und hilft beim Aufweichen der Nagelhäute.

Eine Hand ins Handbad legen. Lassen Sie sie drei bis fünf Minuten in der Schale. Während die Hand einweicht, wiederholen Sie die vorangegangenen zwei Schritte mit der anderen Hand. Danach diese Hand ins Handbad legen.

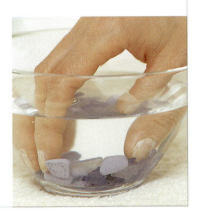

• *Legen Sie doch mal ein paar farbige Kiesel zum Spielen in die Schale, während die Nägel einweichen.*

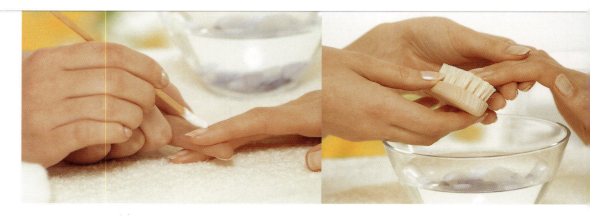

DIE NAGELHÄUTE ZURÜCKSCHIEBEN

Dadurch werden die Nagelhäute daran gehindert, an der Nagelplatte anzuwachsen, was sie zum Reißen bringen kann.

1 Nehmen Sie die rechte Hand aus dem Wasser und tupfen Sie sie mit einem Handtuch trocken. Tragen Sie ein wenig Nagelhautentferner auf die Nagelwurzel auf und massieren Sie ihn sanft ein.

2 Die Nagelhäute sollten nun weich genug sein, um mit einem Huf- oder Wattestäbchen zurückgeschoben zu werden. Halten Sie das Stäbchen wie einen Stift. Seien Sie behutsam und üben Sie nicht zu starken Druck aus. Wiederholen Sie den Vorgang mit der linken Hand.

• *Sie können auch ein weiches Tuch um Ihren Finger wickeln und die Nagelhäute damit vorsichtig zurückschieben. Das können Sie auch nach dem Baden bei Ihren eigenen Nagelhäuten machen.*

HÄNDE WASCHEN

Dieser Schritt entfernt den Rest Nagelhautentferner, denn dieser ist ätzend und könnte die Haut austrocknen.

Tauchen Sie beide Hände in das warme Handbad, um Reste des Nagelhautentferners zu entfernen. Nehmen Sie die Hände aus der Schale und tupfen Sie sie trocken. Verwenden Sie eine Nagelbürste mit weichen Naturborsten. Die leichte Reibung fördert die Durchblutung und regt damit das Nagelwachstum an.

HÄNDE UND ARME MASSIEREN

Regt die Durchblutung an, verbessert die Beweglichkeit der Gelenke, versorgt trockene Haut mit Nährstoffen und entspannt.

Nehmen Sie eine nährstoffreiche Feuchtigkeitscreme oder Öl. Reiben Sie die Hände aneinander, bis sie warm sind. Folgen Sie nun den Schritten des Ablaufs in Kapitel 5. Creme oder Öl sollten vollständig einmassiert sein, andernfalls entfernen Sie den Überschuss. Sie können auch die Hände Ihrer Partnerin in das warme Wasser tauchen und die Nägel sanft mit einer Nagelbürste schrubben. Hartnäckiger Schmutz kann mit einem Nagelreiniger entfernt werden – nur nicht zu tief, sonst lösen Sie den Nagel vom Nagelbett.

• *Massieren Sie Creme oder Öl in die Nagelwurzeln, damit die Nagelhaut weich bleibt.*

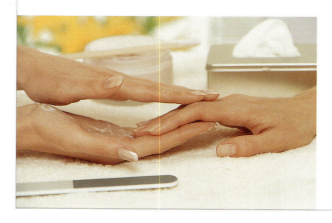

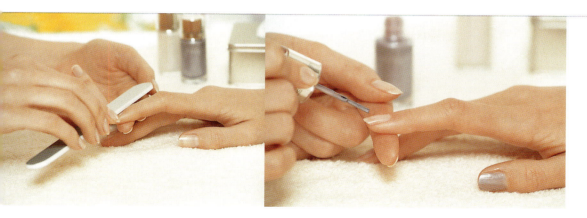

DIE NÄGEL POLIEREN

Das Polieren ist eine einfache Technik. Es verleiht der Nagelplatte einen natürlichen, gesunden Glanz, glättet Unebenheiten und stimuliert die Blutversorgung. Durch das Polieren können Sie auch gelbliche Verfärbungen des Nagels durch Nikotin oder Sonneneinstrahlung entfernen.

Halten Sie den Nagelpolierer locker in der Hand. Bearbeiten Sie nacheinander jede Nagelplatte. Polieren Sie immer nur in eine Richtung, von der Nagelwurzel zur Nagelspitze, und das mit festen, glättenden Streichbewegungen. Etwa sechs Striche pro Nagel reichen aus – übertreiben Sie es nicht. Gehen Sie zum Schluss noch einmal glättend mit der Sandblattfeile über die Nägel.

• *Wenn Sie keinen Nagellack verwenden, tragen Sie eine kleine Menge Polierpaste auf, um zusätzlichen Glanz zu erzielen.*

NAGELLACK AUFTRAGEN

Das ist eine Geschmacksfrage. Bieten Sie Ihrer Partnerin einige Farben zur Auswahl an..

1 Stellen Sie zunächst sicher, dass der Nagel fettfrei ist, denn anderenfalls wirft der Nagellack Blasen oder verschmiert. Tragen Sie einen transparenten Unterlack auf und lassen Sie ihn 15 Minuten trocknen. Nicht mit den Händen wedeln, um das Trocknen zu beschleunigen, denn das kann Unebenheiten hervorrufen.

2 Wenn der Unterlack vollständig getrocknet ist, tragen Sie den farbigen Lack in drei geraden Strichen auf – einer in der Mitte und je einer auf der Seite. Entfernen Sie versehentlich auf die umgebende Haut gelangten Lack mit einem Wattestäbchen. Lassen Sie den Nagellack gründlich trocknen.

• *Rollen Sie das Nagellackfläschchen vor dem Öffnen in Ihren Handflächen hin und her. Nicht schütteln, denn dadurch entstehen Blasen, die später zum Abblättern des Lackes führen können.*

Tipp

Auch Männer genießen Maniküre. Der einzige Unterschied ist, dass Männer ihre Nägel meist gerade abgeschnitten haben wollen statt am Rand gerundet und dass es ein bisschen mehr Anstrengung braucht, ihre Nägel sauber zu schrubben. Das Polieren kann den Nägeln des Mannes gesunden Glanz verleihen.

Pediküre

Regelmäßige Fußpflege einschließlich Pediküre und Fußmassage lässt die Füße nicht nur besser aussehen, sondern wirkt auch Hornhaut, Gerüchen und Schwitzen entgegen, entspannt müde, schmerzende Füße und beugt vielen Problemen vor.

Die beste Position finden

Es lohnt sich, ein wenig Zeit darauf zu verwenden, dass beide bequem und in der richtigen Höhe sitzen. Am besten sitzt man einander gegenüber. Stellen Sie einen kleinen Tisch zwischen sich mit einem handtuchbedeckten Kissen darauf, um die Füße und Beine Ihres Partners zu stützen. Seine Knie sollten leicht gebeugt sein, damit der Fuß entspannen kann. Die Schüssel für das Fußbad steht auf einem Handtuch auf dem Boden. Halten Sie ein Handtuch bereit, um seine Füße abzutrocknen, und ein weiteres, um die Füße einzuwickeln.

Checkliste
Was Sie tun müssen

- Wenn Ihr Partner Haut- oder Nagelerkrankungen hat, sollten Sie nicht mit der Pediküre fortfahren. Es sollten auch keine gesundheitlichen Einschränkungen vorliegen, die bei der Massage besondere Vorsichtsmaßnahmen erfordern (siehe Seite 120). Fragen Sie nach Allergien gegen Cremes oder Öle. Besprechen Sie die Auswahl der Nagellackfarbe.
- Legen Sie sich alles griffbereit zurecht.
- Bitten Sie Ihren Partner, lockere Kleidung zu tragen und Schuhe und Strümpfe auszuziehen. Die Hosenbeine sollten bis zum Knie hochgekrempelt werden.
- Legen Sie Ihren Handschmuck ab. Auch Ihr Partner sollte Zehenringe oder Fußkettchen ausziehen.
- Waschen Sie sich die Hände. Decken Sie Schnitte oder Abschürfungen mit Heftpflaster ab.

Checkliste
Was Sie brauchen

- *Drei Handtücher* – um die Füße abzutrocknen und zu wärmen.
- *Wattebällchen aus Baumwolle* – um Nagellack zu entfernen. Sie ist saugfähig und und klebt nicht am Nagel.
- *Wattestäbchen* – um die Nägel gründlich zu reinigen und überschüssigen Nagellack zu entfernen.
- *Papiertücher* – um Spritzer wegzuwischen und abgeschnittene Nägel zu entsorgen.
- *Nagelknipser* – zum Kürzen der Nägel.
- *Sandblattfeile* – zum Feilen der Nägel. Vermeiden Sie metallene Nagelfeilen, sie können Ihre Nägel beschädigen.
- *Fußbad* – füllen Sie eine große Schüssel zur Hälfte mit warmem Wasser. Die Schüssel sollte tief genug sein, um die Füße bis zu den Knöcheln hineinzutauchen. Ideal ist eine Waschschüssel. Geben Sie ein paar Tropfen mildes Shampoo oder Badelotion hinein, da dies weniger austrocknet als die meisten Seifen oder Waschgels. Alternativ können Sie auch etwas Mandelöl oder drei Tropfen reines ätherisches Öl verwenden (siehe Kapitel 3).
- *Nagelhautentferner oder Mandelöl* – um fest sitzende Nagelhäute zu lösen.
- *Nagelbürste mit Naturborsten* – um die Nägel zu schrubben.
- *Hufstäbchen* – um die Nagelhaut sanft zurückzuschieben und die Nägel zu reinigen. Verwenden Sie nichts Metallisches und lassen Sie die Finger von Nagelhautscheren, die in ungeübten Händen Schaden anrichten können.
- *Bimsstein oder Peeling-Creme*, um raue Haut zu entfernen.
- *Geeignetes Öl oder Creme* – zum Einmassieren in die Haut.
- *Holz- oder Plastikspatel* – zum Auftragen der Creme.
- *Unterlack und Nagellack* (optional).

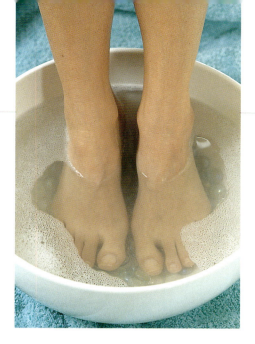

DIE FÜSSE REINIGEN

Zu Beginn der Pediküre hat Ihr Partner vielleicht Bedenken, dass seine Füße schlecht riechen, schmutzig oder unangenehm sind. Beruhigen Sie ihn, indem Sie seine Füße in ein entspannendes, reinigendes Fußbad stellen.

1 Bitten Sie Ihren Partner, beide Füße für drei bis fünf Minuten in das Fußbad zu stellen. Während seine Füße einweichen, ermuntern Sie ihn, sich zu entspannen und zu lockern.

2 Nehmen Sie die Füße aus dem Bad und trocknen Sie sie ab. Besonders gründlich sollten Sie die Zehenzwischenräume trocknen, denn Bakterien und Pilze gedeihen am besten auf feuchten, dunklen Untergründen und können Hautkrankheiten hervorrufen.

3 Tränken Sie einen Wattebausch mit Nagellackentferner und drücken Sie ihn einige Sekunden auf jeden Nagel, dann wischen Sie die Nägel langsam ab. Falls erforderlich, verwenden Sie ein Wattestäbchen, um die Nagelhaut und den Rand des Nagels zu reinigen

● *Nutzen Sie diese Gelegenheit, um den allgemeinen Zustand der Füße Ihres Partners zu untersuchen und gegebenenfalls Ratschläge zur Selbsthilfe bei der Fußpflege zu erteilen (siehe Kapitel 9).*

DIE NÄGEL ABKNIPSEN UND FEILEN

Zehennägel sollten immer gerade geschnitten werden, abgesehen von einer ganz leichten Biegung an den Seiten, denn dies verhindert, dass sie in die Haut einwachsen (siehe Seite 123).

Schneiden Sie mit einem Nagelknipser den Nagel gerade ab. Verzichten Sie auf Scheren, denn dann könnte sich der Nagel spalten. Mit der groben Seite der Sandblattfeile entfernen Sie scharfe Kanten oder hervorstehende Ecken. Versuchen Sie nicht, die Nägel damit zu formen.

● *Halten Sie die Sandblattfeile so, dass sie auf der Unterseite des Nagels angewinkelt ist. Mit langen Strichen feilen Sie beide Seiten des Nagels zur Mitte hin.*

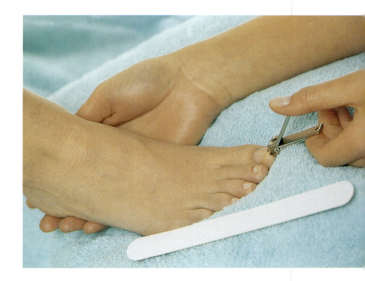

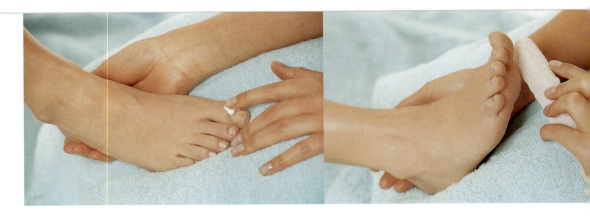

DIE NAGELHAUT ZURÜCKSCHIEBEN

Das Zurückschieben der Nagelhaut ist unverzichtbar, wenn Ihre Füße in offenen Sandalen attraktiv aussehen sollen. Außerdem sorgt es für einen guten Zustand der Nagelhäute.

Geben Sie einen kleinen Klecks Nagelhautentferner oder Mandelöl auf jede Nagelwurzel und massieren Sie ihn behutsam mit dem Zeigefinger ein. Danach stellen Sie beide Füße wieder in das warme Wasser. Rund eine Minute einweichen lassen. Danach gründlich abtrocknen. Massieren Sie erneut ein wenig Nagelhautentferner in jede Nagelwurzel. Schieben Sie die Nagelhäute ganz sanft mit einem Hufstäbchen oder einem Wattestäbchen zurück. Versuchen Sie, die Nagelhäute mit kreisförmigen Bewegungen herunter- und vom Nagel wegzuschieben. Überschüssigen Nagelhautentferner wischen Sie mit Watte weg.

• *Achten Sie darauf, die Nagelhaut nicht zu verletzen, denn sie dient als Schutzwall gegen Pilze und Bakterien.*

HORNHAUT ENTFERNEN

Während einer Pediküre können Sie die Hornhaut entfernen. Legen Sie ein Papiertuch unter, um die abgehobelten Hautpartikel aufzufangen.

Bei geringer Hornhautbildung massieren Sie den Fuß mit etwas Peeling-Creme oder einer Mischung aus grobem Meersalz und Olivenöl (je etwa 1 Teelöffel zu einer dicken Paste vermischen). Ihre Finger arbeiten mit tiefen, kreisförmigen Bewegungen. Bei rauen, trockenen Stellen an den Fersen und Fußballen verwenden Sie einen Bimsstein oder eine Hornhautreibe. Verwenden Sie keine metallischen Feilen, und versuchen Sie nicht, die verhärtete Haut abzuschneiden oder mit einer Klinge abzuhobeln. Reiben Sie mit dem Bimsstein nicht hin und her, denn das kann wehtun.

• *Wenn die Hornhaut Schmerzen oder Unbehagen verursacht, sollten Sie den Rat einer Fußpflegerin oder eines Facharztes für Fußleiden einholen.*

Tipp

Unsere Füße leisten harte Arbeit. Es gibt eine große Auswahl hochwertiger natürlicher Fußpflegeprodukte auf dem Markt – stöbern Sie herum, um zu finden, was Ihnen zusagt.

Vorsicht

Regelmäßige Fußpflege ist sehr wichtig, wenn Sie häufig Schuhe oder Strümpfe aus synthetischen Materialien tragen, unter schlechter Durchblutung leiden oder an Diabetes erkrankt sind, denn gesunde Füße beugen weiteren Problemen vor.

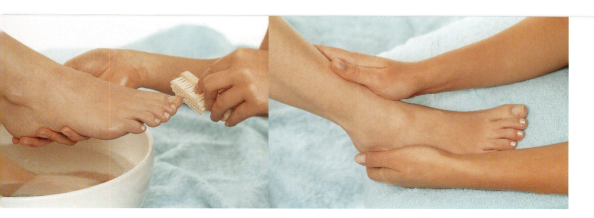

DIE NÄGEL BÜRSTEN

Dieser Schritt entfernt losen Schmutz sowie alle Überreste von Nagelhautentferner und bereitet auf eine beruhigende Massage vor.

Stellen Sie beide Füße in das warme Wasser. Schrubben Sie die Nägel mit einer weichen Nagelbürste mit Naturborsten. Die Fußnägel können Sie mit einem wassergetränkten Wattestäbchen säubern. Nehmen Sie die Füße wieder aus dem Wasser.

• *Jetzt sollten Sie die Schüssel aus dem Arbeitsbereich entfernen, damit sie nicht umgestoßen wird.*

FÜSSE UND BEINE MASSIEREN

Nach der Entfernung der Hornhaut tut eine Massage gut. Sie löst Verspannungen in den hart arbeitenden Muskeln und Sehnen und ist allgemein entspannend.

Tragen Sie eine Feuchtigkeitscreme oder ein Öl auf Ihre Hände auf. Reiben Sie sie aneinander, bis sie gut eingefettet sind. Dann folgen Sie den Schritten der Massageanleitung in Kapitel 6.

• *Massieren Sie die Creme oder das Öl komplett ein oder entfernen Sie gegebenenfalls den Überschuss mit einem Kosmetiktuch.*

NAGELLACK AUFTRAGEN

Bieten Sie eine Auswahl an Farben an. Vor dem Auftragen des Nagellacks müssen die Nägel fettfrei sein.

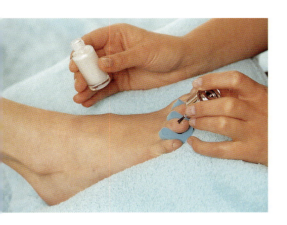

Benutzen Sie einen Zehenspreizer oder teilen Sie die Zehen mit einem der Länge nach gefalteten Kosmetiktuch ab. Tragen Sie zunächst eine Schicht transparenten Unterlack auf und lassen Sie ihn fünf Minuten trocknen. Wenn er getrocknet ist, tragen Sie den farbigen Lack auf. Über den Nagel hinausgemalten Lack können Sie mit einem in Nagellackentferner getauchten Wattestäbchen abnehmen.

• *Lassen Sie den Lack 10 bis 15 Minuten trocknen, ehe Sie die Zehenspreizer entfernen. Strümpfe und Schuhe sollten Sie nach einer Stunde anziehen.*

9 Die Pflege Ihrer Hände und Füße

Wenn Ihr Massagepartner erst einmal die Vorzüge einer regelmäßigen Hand- oder Fußmassage zu schätzen gelernt hat, ist es hilfreich, ihm einige Tipps für die Gesunderhaltung von Haut und Nägeln zu geben. Folgen Sie auch selbst diesen Ratschlägen!

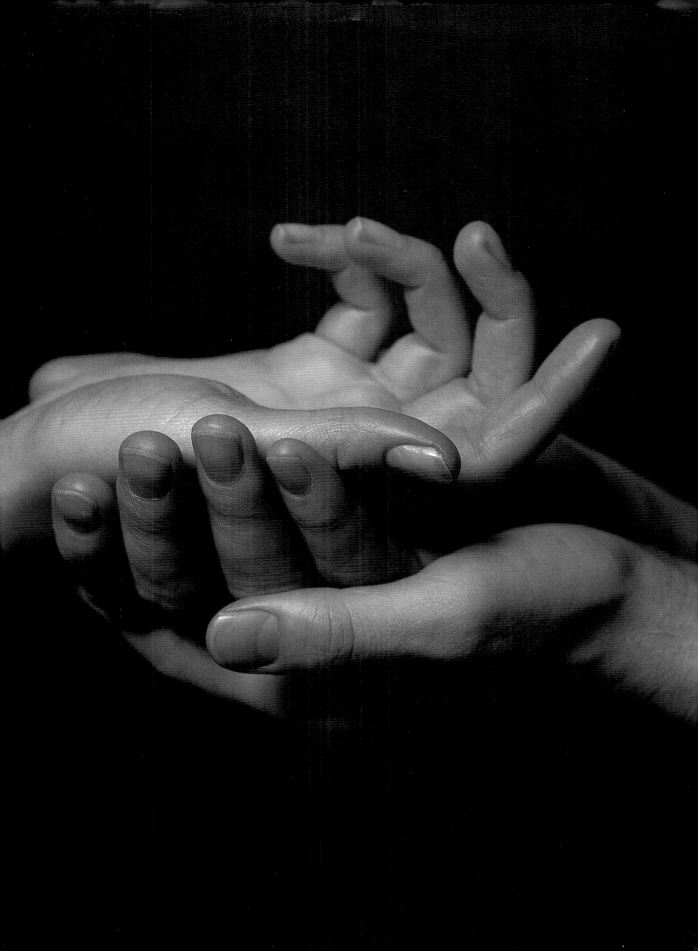

Pflegen Sie Hände und Füße

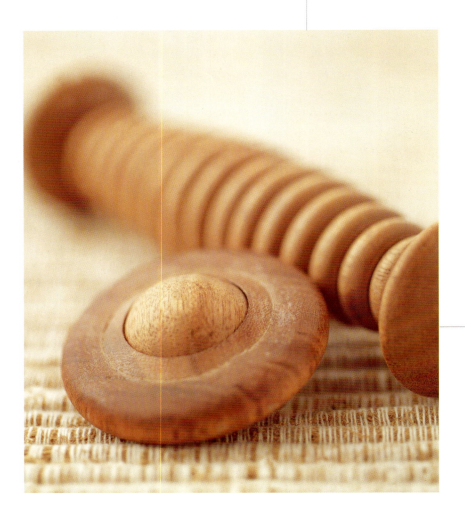

Vernünftige Hygiene und Pflege kann den Nutzen einer Massage noch erhöhen und beugt vielen Problemen vor. Diese einfachen Selbsthilfemaßnahmen können leicht umgesetzt werden und erhalten Ihre Haut und die Nägel spürbar gesund und attraktiv. Es lohnt sich durchaus, ein bisschen Zeit auf die Pflege von Händen und Füßen zu verwenden – wenn es ihnen gut geht, fühlen auch Sie sich gut!

Frisch und sauber

Waschen Sie Ihre Hände und Füße täglich mit einem milden, seifenfreien Reinigungsmittel. Das Wasser sollte warm, aber nicht heiß sein, sonst trocknet es die Haut aus. Wenn Sie, beispielsweise aufgrund von Diabetes, in Händen oder Füßen weniger spüren, prüfen Sie die Temperatur mit dem Ellbogen. Gründlich spülen und abtrocknen, besonders zwischen den Zehen, da Bakterien und Pilze in warmen, feuchten Umgebungen gedeihen. Der Bereich zwischen dem vierten und dem kleinen Zeh ist der häufigste Ort von Entzündungen. Wichtig ist auch, separate Handtücher zu benutzen, falls ein Familienmitgliedern unter Warzen, Nagelinfektionen oder anderen ansteckenden Erkrankungen leidet, denn sie können auf diesem Weg leicht weitergegeben werden. Wählen Sie Schuhe und Strümpfe aus Naturmaterialien, die luftdurchlässig sind. Schuhe sollten nicht zwei Tage hintereinander getragen werden.

> **Tipp**
>
> *Die Füße aneinander zu reiben, verbessert die Durchblutung. Es ist überraschend, wie gelenkig Zehen sind. Mit den Fersen und den Seiten des Fußes können Sie sich in alle Kurven und Biegungen arbeiten, um Verspannungen zu lösen und das Blut durch Ihre Füße kreisen zu lassen.*

Weich und geschmeidig

Händen und Füßen tut das Bad in einer Schüssel mit warmem Wasser gut – aber nicht länger als fünf Minuten, da sonst der natürliche Hautschutzmantel beeinträchtigt werden kann. Eine Hand voll Totes-Meer-Salz im Wasser fördert die Durchblutung, macht die Haut geschmeidiger und wirkt Infektionen entgegen. Hornhaut sollte mit Sorgfalt behandelt werden – rubbeln Sie sie täglich sanft mit einem Bimsstein ab. Wenn Sie versuchen, alles auf einmal zu entfernen, kann das schmerzhaft werden. Sollte sich zu viel Hornhaut angesammelt haben, suchen Sie am besten einen Fußpfleger oder einen Facharzt für Fußprobleme auf.

Regelmäßige Massagen mit einer Feuchtigkeitscreme erhalten die Haut und die Nägel der Füße und Hände geschmeidig und verhindern trockene Stellen. Reiben Sie sie gut ein, aber sparen Sie die Zehenzwischenräume aus, denn diese sollten so trocken wie möglich gehalten werden, um Infektionen zu vermeiden. Nehmen Sie sich vor, einmal wöchentlich vor dem Schlafengehen eine große Portion Feuchtigkeitscreme auf Ihre Hände und Füße aufzutragen. Ziehen Sie ein Paar weiße Baumwollhandschuhe (erhältlich in den meisten Apotheken) sowie Socken über und lassen Sie Ihre Haut und Nägel von dieser Verwöhnkur profitieren, während Sie schlafen.

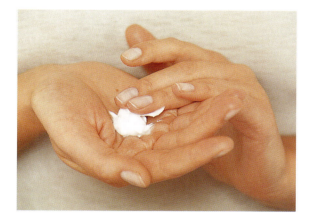

Schützen Sie Ihre Haut

Bei Ihrer täglichen Arbeit sollten Sie stets Gummihandschuhe tragen, sobald Sie Ihre Hände Wasser aussetzen – wenn Sie die normalen Haushaltshandschuhe nicht mögen, können Sie medizinische Einweg-Schutzhandschuhe verwenden. Dosieren Sie Spül- und Reinigungsmittel sparsam. Wenn sie auf der Haut zurückbleiben, kann dies trockene Stellen und Ausschlag hervorrufen. Spülen Sie Ihre Hände nach dem Kontakt mit Reinigungsmitteln immer mit frischem Wasser ab, besonders zwischen den Fingern und unter Ringen. Tragen Sie Schutzhandschuhe beim Gärtnern, und vergessen Sie nicht, Ihre Hände gegen Wettereinflüsse zu schützen: Warme Handschuhe sorgen für die Durchblutung der Hände und Nägel bei kalter Witterung.

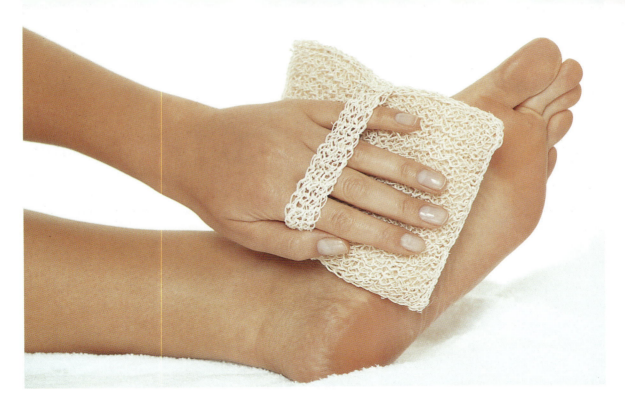

Die Hände brauchen auch Schutz vor UV-Strahlen. Benutzen Sie eine Sonnencreme mit Lichtschutzfaktor, um Austrocknung und Altersflecken zu vermeiden – vergessen Sie nicht, das Sonnenschutzmittel auch in Ihre Nägel einzumassieren. Öffnen Sie niemals Getränkedosen mit Ihren Fingernägel suchen Sie sich dazu lieber ein passendes Gerät, sonst müssen Sie mit gespaltenen Nägeln rechnen.

Frühwarnung

Inspizieren Sie Ihre Hände und Füße täglich, insbesondere bei Erkrankungen wie Diabetes, die zu Fußproblemen führen können. Suchen Sie nach Anzeichen von Rötungen, Schnitten, Schwellungen oder Rissen in Ihrer Haut ebenso wie nach Veränderungen der Farbe oder der Temperatur. Wenn es Ihnen schwer fällt, Ihre Füße zu betrachten, verwenden Sie einen Spiegel oder bitten Sie jemanden, das für Sie zu tun. Im Zweifelsfall sollten Sie einen Arzt aufsuchen. Je früher Probleme erkannt werden, desto früher kann man sie behandeln. Bedecken Sie Hautverletzungen stets mit einem Pflaster, um Infektionen zu vermeiden. Kürzen Sie Ihre Nägel regelmäßig. Nach einem Bad lassen sie sich gewöhnlich besser schneiden, weil sie dann weicher sind.

Vorsicht

Lassen Sie sich bei Problemen von einer Fußpflege oder einem Facharzt für Fußerkrakungen beraten.

Die Durchblutung in Schwung bringen

Mangelhafte Durchblutung ist oft die Ursache für kranke Extremitäten. Ein paar einfache Übungen können die Durchblutung verbessern. Im Zweifelsfall suchen Sie lieber einen Arzt auf, denn die mangelhafte Blutzirkulation kann auch im Zusammenhang mit einer Erkrankung stehen.

Um den Kreislauf morgens anzuregen, setzen Sie sich auf einen Stuhl und bewegen Sie Ihre Beine schwungvoll auf und nieder, immer im Wechsel. Die Bewegung geht vom Knie aus, die Knöchel bleiben locker und beweglich. Anschließend nehmen Sie ein warmes Bad, um die Durchblutung anzuregen und Ihre Körpertemperatur zu erhöhen. Bürsten Sie Handflächen und Sohlen mit einer weichen Körperbürste in festen, kreisförmigen Strichen. Trocknen Sie sich gründlich mit einem rauen Handtuch ab. Tragen Sie Feuchtigkeitscreme oder Öl auf jene Bereiche auf, die häufig kalt werden. Nach dem Bad machen Sie ein paar Hand- und Fußbewegungsübungen (siehe Seite 116–119) und wiederholen diese regelmäßig. Man sagt, dass militärische Wachposten, die stundenlang stehen müssen, ihre Durchblutung in Schwung halten, indem sie in den Stiefeln mit den Zehen wackeln!

Frühstücken Sie, nehmen Sie eine warme Mahlzeit zu sich und trinken Sie über den Tag verteilt mehrere warme Getränke, um die Körperwärme aufrechtzuerhalten. Verzichten Sie aufs Rauchen, es verengt die Blutgefäße, entfärbt Haut und Nägel und entzieht dem Körper Nährstoffe. Spaziergänge sind gut für die Füße, denn sie stärken die Muskeln, Sehnen und Bänder. Versuchen Sie, jeden Tag einen schwungvollen Spaziergang einzulegen, und achten Sie dabei auf ordentliches Schuhwerk. Wenn Sie sitzen, lagern Sie die Füße möglichst oberhalb Hüfthöhe, um den Blutrückfluss zum Herzen zu erleichtern.

Ziehen Sie sich warm an, wenn es draußen kalt ist. Niedrige Temperaturen behindern die Blutzufuhr der Extremitäten. Tragen Sie mehrere Kleidungsstücke übereinander und ziehen Sie Handschuhe, dicke Socken, Schal und Mütze an. Die Kleidung sollte nicht die Blutzirkulation blockieren – rote Ringe um Ihre Beine bedeuten, dass das Gummi Ihrer Socken zu eng ist. Tragen Sie dünne Baumwollsocken unter dicken Strümpfen und wählen Sie Schuhe oder Stiefel mit warmen Einlegesohlen. Tragen Sie nachts Bettsocken.

Die Auswahl der Schuhe

Schlecht sitzende Schuhe sind die Ursache zahlreicher Fußprobleme. Zu schmale, zu enge, zu große oder zu weite Schuhe lassen Ihre Füße nicht nur ermüden und schmerzen, sondern können zu Beschwerden führen.

Die Auswahl korrekt sitzender Schuhe ist für jeden wichtig. Vor jedem Schuhkauf sollten Sie eine Fachkraft bitten, dass Ihre Füße ausgemessen werden. Die Schuhgröße ist nur eine Richtlinie. Schuhe derselben Größe können verschiedene Passformen haben, je nach Stil und Hersteller. Die beste Zeit, um Schuhe anzuprobieren, ist der Nachmittag, da Ihre Füße während des Tages anschwellen. Ziehen Sie beide Schuhe an, stehen Sie auf und laufen Sie damit herum.

> *Tipp*
>
> *Wechseln Sie regelmäßig die Art Ihrer Schuhe und die Absatzhöhe. Dadurch trainieren Sie Ihre Wadenmuskulatur und reduzieren die Belastung der Füße.*

Der Schuh sollte ungefähr einen guten Zentimeter länger sein als Ihr Fuß, damit Ihre Zehen reichlich Bewegungsspielraum haben. An Ferse und Spann sollte er sich anschmiegen und weit genug sein, um beim Laufen nicht zu reiben. Kaufen Sie niemals Schuhe in der Hoffnung, dass Sie sich noch dehnen werden. Socken und Strümpfe sollten ebenfalls noch Platz haben. Achten Sie darauf, dass Ihre Socken, Strümpfe und Schuhe weder Löcher noch unebene Stellen haben.

Schuhe mit einem Absatz von bis zu 4 Zentimetern Höhe und abgerundeter Spitze stützen optimal und sind am bequemsten. Verschlüsse mit Riemen, Bändern oder Schnallen sind für die Fußgesundheit besonders ratsam. Tragen Sie zu jeder Gelegenheit den passenden Schuh. Hohe Absätze sollten Sie für besondere Gelegenheiten aufsparen, denn wenn Sie sie ständig tragen, kann ein Ungleichgewicht der Beinmuskulatur entstehen, das dann zu Schmerzen und Krämpfen führt. In hohen Schuhen werden Ihre Zehen nach vorne gepresst und die Sehnen auf dem Fußrücken werden gedehnt, die Achillessehne an der Ferse dagegen verkürzt.

> *Vorsicht*
>
> *Wärmen Sie Ihre Hände oder Füße allmählich auf. Vermeiden Sie jedoch Heizkörper oder Wärmflaschen, denn plötzliche Temperaturschwankungen können weitere Beschwerden nach sich ziehen.*

Hand-übungen

Hand- und Fingerübungen verbessern die Durchblutung, lindern Schmerzen und halten Ihre Hände und Gelenke stark und beweglich. Wiederholen Sie diese Übungen mehrmals täglich und nutzen Sie sie als Aufwärmübung, bevor Sie eine Massage geben. Am besten ziehen Sie dazu allen Handschmuck aus. Einige Übungen sind vielleicht bequemer auszuführen, wenn Sie die Ellbogen auf ein gefaltetes Handtuch auf einem Tisch stützen.

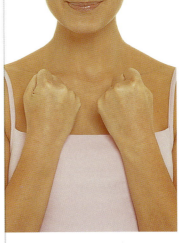

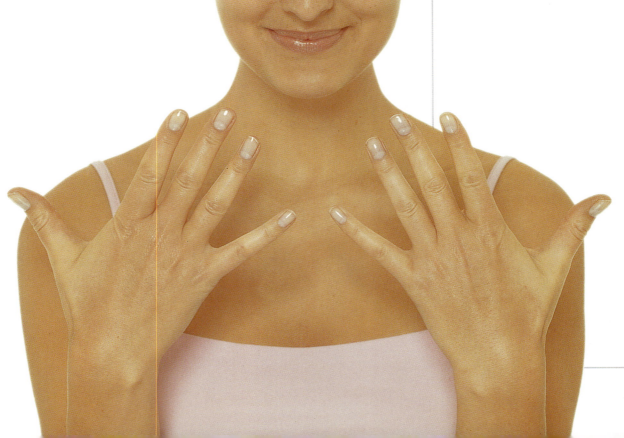

DIE PFLEGE IHRER HÄNDE UND FÜSSE

Vorsicht

Beweglichkeitsübungen für Hände und Füße können bei Arthritis, Raynaudscher Krankheit oder RSI gut tun – konsultieren Sie jedoch zuerst Ihren Arzt oder einen Physiotherapeuten, bevor Sie Hand- und Fußübungen machen. Es ist wichtig, dass alle Übungen auf Ihre speziellen Bedürfnisse zugeschnitten sind.

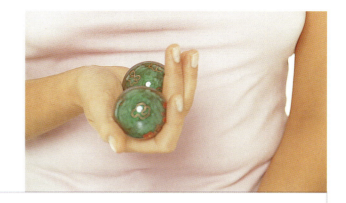

1 Ballen Sie beide Hände zu lockeren Fäusten. Dann teilen Sie rasch Ihre Finger und strecken Sie so weit aus, wie Sie können (siehe links). Bis zehn zählen. Fühlen Sie die Spannung in Ihren Fingern. Langsam lockern und wieder zur Faust ballen. Drei Mal wiederholen.

2 Legen Sie Ihre Hände flach hin. Heben Sie zunächst die Daumen, dann nacheinander jeden einzelnen Finger, als würden Sie Klavier spielen. Kehren Sie in die Ausgangsposition zurück, indem Sie den kleinen Finger wieder ablegen, gefolgt von jedem einzelnen Finger. Drei Mal wiederholen.

3 Legen Sie die Handflächen aneinander. Drücken Sie die Hände fest zusammen und zählen Sie bis fünf. Loslassen und wiederholen. Aus der gleichen Ausgangsposition halten Sie den Kontakt zwischen Gelenken, Daumen und Fingerspitzen, während Sie die Fingerknöchel nach außen drücken und mit den Händen eine Diamantform bilden (siehe rechts). Bis fünf zählen. In die Ausgangsposition zurückkehren und drei Mal wiederholen.

4 Die folgende Übung sollten Sie ausprobieren, wenn Ihre Hände schlecht durchblutet sind. Stellen Sie sich hin, die Arme an den Seiten. Nun heben Sie die Arme vor Ihrem Körper an, so hoch sie können. Drehen Sie die Gelenke so, dass die Handflächen nach unten zeigen, und lassen Sie die Arme seitlich herunterschwingen. Drei Mal wiederholen. Machen Sie eine Pause und wiederholen Sie die Sequenz weitere drei Mal

5 Halten Sie einen kleinen weichen Gummiball (kaufen Sie einen, der speziell für die Stressbekämpfung gedacht ist) oder etwas Knetgummi in der Hand. Quetschen und formen Sie ihn in Ihrer Hand, um die Muskulatur zu trainieren, ohne sie zu überlasten. Mit der anderen Hand wiederholen.

6 Kaufen Sie sich chinesische Handkugeln, um Ihre Hände und Finger geschmeidig zu halten (siehe oben). Diese kleinen Kugeln, die es in asiatischen Geschäften und Naturkostläden zu kaufen gibt, stimulieren bestimmte Akupressurpunkte in den Händen, um den Fluss von Lebensenergie durch Ihren Körper zu verbessern. Halten Sie zwei Kugeln in einer Hand und lassen Sie sie umeinander kreisen. Manchmal haben diese Kugeln sogar Klangeffekte, um die Nerven zu beruhigen.

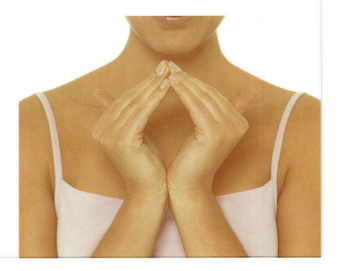

Fuß-übungen

Ohne Übung wird die Muskulatur Ihrer Füße schlaff, das Fußgewölbe schwach, die Gelenke steif, und die Durchblutung verlangsamt sich. Die folgenden einfachen Übungen stärken und entspannen Ihre Muskulatur, die Sehnen und Bänder. Sie wirken damit vorbeugend gegen Fußprobleme und erhalten Ihre Füße gesund und beweglich. Ziehen Sie Ihre Schuhe aus und lassen Sie Ihre Füße unbekleidet üben – nehmen Sie sich dafür täglich ein wenig Zeit, und schon bald werden Sie die Verbesserung insbesondere beim Treppensteigen spüren.

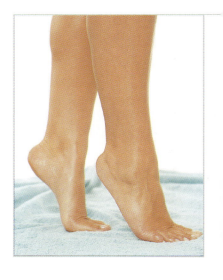

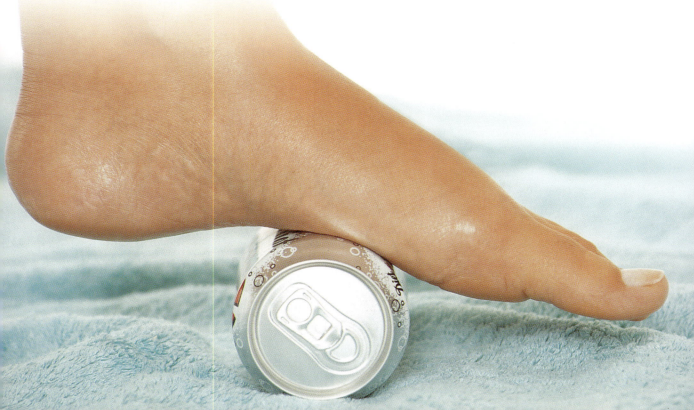

Tipp

Barfuß laufen, speziell treppauf und treppab, ist gut für die Durchblutung und stärkt die Muskulatur des Fußes. Wann immer es möglich ist, ziehen Sie Schuhe und Strümpfe aus. Sie sollten allerdings auf das Barfußgehen verzichten, wenn Sie unter Diabetes leiden und auch nur das geringste Risiko von Verletzungen besteht.

1 Stellen Sie sich gerade hin, die Füße im Abstand von 20 Zentimetern, die Zehen zeigen nach vorne. Stellen Sie sich nun langsam auf die Zehenspitzen, zählen Sie bis fünf. Fünf Mal wiederholen. Laufen Sie ein paar Schritte auf den Zehenspitzen.

2 Legen Sie einen weichen Ball oder eine Getränkedose (eventuelll eine eiskalte aus dem Kühlschrank) unter Ihren Fußballen und rollen Sie sie eine Minute lang vor und zurück. Das verbessert die Blutzirkulation. Mit dem anderen Fuß wiederholen. Sie können auch einen speziellen Fußmassageball verwenden.

3 Setzen Sie sich auf einen Stuhl, die Füße flach auf dem Boden. Drücken Sie die Zehen des linken Fußes in den Boden hinein, heben Sie die Zehen des rechten Fußes hoch. Bis drei zählen, dann langsam locker lassen. Mit dem jeweils anderen Fuß wiederholen. Versuchen Sie auch mal, die Zehen einzeln anzuheben.

4 Sie sitzen in derselben Position wie oben. Greifen Sie mit den Zehen einen Stift. Bis fünf zählen, dann loslassen. Wiederholen. Wenn Sie diese Übung erweitern wollen, legen Sie ein Blatt Papier auf dem Boden und versuchen Sie, mit dem Stift darauf zu schreiben oder zu malen.

5 Setzen Sie sich auf den Boden, die Beine gerade ausgestreckt. Drücken Sie die Zehen von sich weg (siehe unten links). Bis zehn zählen, locker lassen und wiederholen. Anschließend beugen Sie Ihre Füße so, dass die Zehen auf Ihre Nasenspitze zeigen (siehe unten rechts). Bis zehn zählen, locker lassen und wiederholen. Dann ziehen Sie die Zehen nach innen gewendet zu sich heran. Wieder bis zehn zählen, locker lassen und wiederholen. Zum Schluss bewegen Sie die Füße auswärts zu den Seiten hin. Bis zehn zählen, locker lassen und wiederholen.

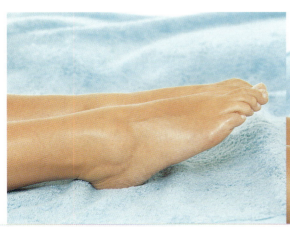
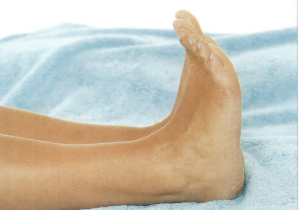

Eleganter Gang

Eine gute Haltung – egal ob beim Laufen oder beim Sitzen am Computer – hält die Füße und Hände beweglich und gesund und hat auch Auswirkung darauf, wie Sie sich fühlen. Wenn Sie sich mit Leichtigkeit und Grazie bewegen, gibt Ihnen das Selbstvertrauen und Wohlbefinden. Falsches Gehen oder Bewegen dagegen kann das gesamte Gleichgewicht Ihres Körpers stören und zu einem Spannungsaufbau in der Muskulatur der Arme, Hände, Beine und Füße führen.

Wenn Sie stehen, stellen Sie sich vor, Ihr Kopf ruhe auf Ihrer Wirbelsäule; Ihre Arme und Beine lassen sich leicht bewegen. Verlängern und dehnen Sie die Wirbelsäule. Achten Sie darauf, dass Ihr Gewicht gleichmäßig verteilt ist und dass die Schultern entspannt und auf gleicher Höhe sind.

Stellen Sie den Sitz beim Autofahren so ein, dass Sie unverkrampft sitzen und alle Armaturen leicht erreichen können. Halten Sie das Lenkrad locker, wobei Ihre Hände ein wenig höher liegen sollten als Ihre Schultern. Umklammern Sie es nicht zu fest und legen Sie Ihre Hände nicht ganz oben auf das Steuerrad.

Vorsicht

Sie sollten lernen, jede Verspannung zu erkennen, die sich bei der täglichen Arbeit entsteht Versuchen Sie, bewusst zu entspannen und sich zu lockern.

Häufige Hand- und Fußkrankheiten

Vielen Menschen sind Erkrankungen der Hände und Füße peinlich – aber sie sind überaus häufig, viel häufiger, als Sie sich vorstellen können. Lernen Sie, bestimmte Erkrankungen zu identifizieren. Auch wenn Vorbeugen immer besser ist als Heilen, können viele dieser Probleme rasch behandelt werden, wenn sie frühzeitig erkannt werden.

Fußpilz

Fußpilz ist eine Pilzinfektion der Füße, die bei jedem siebten Erwachsenen auftritt. Sie ist hochgradig ansteckend und wird überall weitergegeben, wo man barfuß geht. Erste Anzeichen von Fußpilz sind juckende Hautstellen, speziell zwischen dem vierten und dem kleinen Zeh, die dann aufplatzen und sich schälen, um schließlich zu nässen und weiß zu werden, häufig verbunden mit einem unangenehmen Geruch. Die Krankheit kann auch in Form von rauer, geröteter, schuppiger Haut auf der Fußsohle auftauchen. Behandeln Sie sie, indem Sie die Füße täglich mit warmem Wasser waschen, dem sie zwei Tropfen Teebaumöl hinzufügen. Mit einem sauberen Handtuch gründlich abtrocknen, insbesondere zwischen den Zehen, und pilzhemmenden Puder, Creme oder Spray auftragen. Fahren Sie mit der Behandlung zwei Wochen nach dem Verschwinden der Symptome fort. Wenn das Problem andauert oder Schmerzen auftauchen, suchen Sie einen Arzt auf. Nicht massieren, bis die Erkrankung geheilt ist.

Brüchige Nägel

Enthält ein Nagel weniger als 12 Prozent Wasser, kann er brüchig werden und splittern, abbrechen oder sich spalten. Sind Ihre Hände oder Füße häufig Reinigungsmitteln und Chemikalien ausgesetzt, zerstört dies den schützenden Fettfilm von Haut und Nägeln, sodass sie keine Feuchtigkeit mehr speichern können. Heizungsluft, schlechte Ernährung und Witterungseinflüsse können sie ebenfalls austrocknen. Mit dem Alter werden die Nägel härter und starrer. Regelmäßige Handmassagen fördern die Durchblutung und bringen Nährstoffe in die wachsenden Nagelzellen. Wenn Ihre Nägel zur Brüchigkeit neigen, halten Sie sie kurz, um sie zu stärken. Versuchen Sie nicht, gespaltene Nägel zu reparieren, sondern feilen Sie sie mit einer Sandblattfeile.

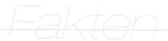

Die Versorgung mit Protein verhindert, dass die Nägel brüchig werden. Eiweiß ist zudem gut für die Haut. Nehmen Sie täglich zwei Portionen proteinhaltiger Nahrungsmittel zu sich, zum Beispiel Eier, mageres Fleisch oder Fisch.

Entzündete Fußballen

Das Problem ist das Gelenk an der Wurzel des großen Zehs. Es schiebt den großen Zeh aus der Reihe, sodass er sich in Richtung der anderen Zehen dreht. Die Haut wird von der Reibung gegen den Schuh wund, und das Zehgelenk schwillt an. Oftmals leiden mehrere Familienmitglieder unter dieser Erkrankung. Ursache ist eine ererbte Schwäche der Gelenkstruktur. Durch zu enges Schuhwerk wird sie verschlimmert. Gut sitzende Schuhe sind wichtig, um zusätzlichen Druck auf den Zeh zu vermeiden. Wenn der Fußballen schmerzt oder Sie einschränkt, sollten Sie Hilfe in Anspruch nehmen. Ein Fußpfleger oder ein Orthopäde kann Sie im Hinblick auf korrektes Schuhwerk und Behandlung beraten. Massagen rund um das betroffene Gelenk können wohltuend sein.

Schwielen

Dies sind Bereiche verdickter Haut an Füßen und Händen. Die Stellen mit harter, trockener Haut können unterschiedlich groß und dick sein. Wenn man sie nicht behandelt, können sie schmerzhaft werden und aufplatzen, was Bakterien, Viren und Pilze in die Haut eindringen lässt. Manche Menschen haben eine Neigung zu Schwielen aufgrund ihrer Hautbeschaffenheit. Ältere Menschen sind besonders gefährdet, da sie gewöhnlich weniger Fettgewebe in ihrer Haut besitzen, das stoßdämpfend wirken könnte. Sie können die Schwielenbildung unter Kontrolle halten, indem Sie Ihre Hände und Füße regelmäßig reinigen und eincremen. Rubbeln Sie trockene Hautstellen vorsichtig mit einem Bimsstein ab. Wenn Schwielen zu schmerzen beginnen oder chronisch werden, gehen Sie zu einem Arzt oder Fußpfleger. Massagen können die Haut weicher machen.

Frostbeulen

Juckende, weiche, violette oder rosafarbene Schwellungen an den Fingern, Zehen, Ohren und an der Nase sind Frostbeulen. Sie entstehen, wenn sich Blutgefäße bei Kälte krampfartig zusammenziehen. Frostbeulen treten besonders im Winter und bevorzugt bei Personen mit schlechter Durchblutung auf, und sie können entstehen, wenn die Haut sehr kalt war und dann zu schnell durch Heizkörper oder Wärmflaschen erwärmt wurde. Frauen sind anfälliger als Männer. Frostbeulen können austrocknen und hinterlassen dann Hautrisse, welche die Infektionsgefahr erhöhen. Halten Sie Ihre Hände und Füße warm und trocken und kratzen oder reiben Sie nicht an Frostbeulen. Regelmäßige Beweglichkeitsübungen und Massagen mit einer Mischung ätherischer Öle (siehe Kapitel 3) für Hände und Füße können die Durchblutung bei ungeplatzten Frostbeulen verbessern. Wenn die Beulen aufgeplatzt sind, gehen Sie zum Arzt oder (bei Frostbeulen an den Füßen) zu einem Fußpfleger oder Orthopäden.

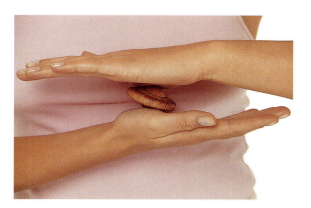

Hühneraugen

Diese sind wohl die häufigste Fußerkrankung – aber sie sind nicht ansteckend, also können die Füße massiert werden. Es gibt verschiedene Arten von Hühneraugen. Harte Hühneraugen sind Bereiche harter, gelblicher Haut bis zur Größe einer kleinen Erbse, die durch starke Reibung oder Druck verursacht werden. Sie finden sich meist auf dem Zehenrücken sowie an der Fußsohle. Weiche Hühneraugen sind kleine, weiße Stellen gummiartiger Haut und tauchen nur zwischen den Zehen auf, wo die Haut zu Feuchtigkeit neigt. Sie werden durch Reibung und Schwitzen verursacht. Schließlich gibt es noch winzige weiße, für gewöhnlich schmerzlose Flecken. Sie treten meist in Verbindung mit trockener Haut auf und finden sich an jenen Stellen des Fußes, die kein Gewicht zu tragen haben, zum Beispiel am Fußgewölbe. Wenn die Hühneraugen keine Beschwerden verursachen, lassen Sie sie einfach in Ruhe. Ansonsten lassen Sie sich bitte von Ihrem Arzt oder Fußpfleger beraten.

Krämpfe

Ein Krampf ist ein plötzlicher, intensiver Schmerz, das Resultat fortdauernder Zusammenziehung des Muskelgewebes. Er kann durch Sport oder durch eine unbequeme Haltung ausgelöst werden. Reiben und Dehnen bringt Linderung. Massagen helfen, die Durchblutung zu verbessern und Abfallprodukte wie Milchsäure abzutransportieren, die häufig für fortdauernde Schmerzen verantwortlich sind. Beginnen Sie mit leichtem Druck und steigern Sie diesen allmählich.

Diabetes

Diabetes kann viele unangenehme Begleiterscheinungen haben, darunter schlechte Durchblutung sowie ein vermindertes Empfindungsvermögen der Füße und gelegentlich auch der Hände. Diabetiker können manchmal Temperaturunterschiede nicht gut wahrnehmen und leiden unter rauer, schadhafter Haut. Da das Empfindungsvermögen der Füße beeinträchtigt sein kann, bemerken Diabetiker oft nicht, dass sie Verletzungen an den Füßen, besonders an den Fußsohlen haben. Ihre Haut benötigt oft länger zur Heilung und kann Infektionen nur schlecht abwehren, deshalb kann schon eine kleine Verletzung schnell zu einer ernsten Wunde werden. Gute Fußhygiene ist äußerst wichtig für Diabetiker, und sie sollten sich regelmäßig vom Arzt oder Fußpfleger untersuchen lassen. Untersuchen Sie Ihre Füße täglich, falls nötig mit einem Spiegel, und achten Sie darauf, dass Ihre Schuhe und Strümpfe keine Löcher oder Druckstellen haben.

Plattfüße

Von Plattfüßen spricht man, wenn das Fußgewölbe seine gebogene Form verloren hat. Sie beeinträchtigen die Körperhaltung und können zu Knie- und Rückenbeschwerden führen. Es gibt gegensätzliche Meinungen dazu, ob man Plattfüße behandeln soll oder nicht, aber eine zunehmende Übereinstimmung, dass speziell angepasstes Schuhwerk das Risiko von Knieverletzungen und chronischen Kreuzschmerzen mindern kann. Lassen Sie sich von einem Arzt oder Fußpfleger beraten.

Überbeine

Es handelt sich um kleine, meist schmerzfreie Tumore, gewöhnlich von Erbsengröße, gelegentlich auch größer, die durch eine Flüssigkeitsansammlung in der Sehnenscheide hervorgerufen werden. Überbeine finden sich häufig rund um die Hand- und Knöchelgelenke. Sie sind harmlos und können ohne Behandlung von alleine verschwinden. Falls nötig, können sie auch chirurgisch entfernt werden. Konsultieren Sie einen Arzt. Massage ist hier nicht ratsam, arbeiten Sie um das Überbein herum.

Niednägel

Niednägel sind harte Hautstückchen, die sich getrennt von der Nagelplatte im Nagelbett entwickeln. Meist tauchen sie auf, wenn die Nagelhäute austrocknen oder die Nagelwurzel verletzt wurde. Niednägel stehen auch im Zusammenhang mit Nägelkauen und mangelnder Handpflege. Die spitzigen Nagelstückchen sehen hässlich aus, können wehtun und bleiben an der Kleidung hängen, besonders an Strumpfhosen. Die Versuchung, sie abzubeißen oder abzuzupfen, ist groß, aber dies kann zu wunden, aufgerissenen oder sogar blutenden Hautpartien führen. Um Niednägeln vorzubeugen, massieren Sie täglich Feuchtigkeitscreme in die Nagelhäute und Nägel. Nehmen Sie sich Zeit für eine wöchentliche Maniküre und Nagelpflege.

Eingewachsene Zehennägel

Wenn ein Zehennagel in die umgebende Haut hineinwächst und davon eingebettet wird, bezeichnet man ihn als einge-

> *Vorsicht*
>
> *Schränken Sie Ihren Zuckerkonsum ein – denn ein Übermaß ist oft der Auslöser für Hautprobleme. Eine Banane oder eine Schale Müsli sorgen für einen Energieschub.*

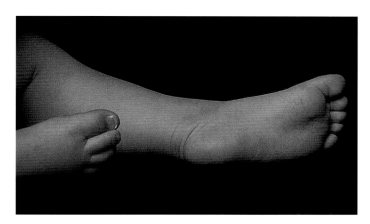

gewachsenen Zehennagel. Am häufigsten ist der große Zeh betroffen. Wenn er eine scharfe Kante hat, kann diese sich in das Fleisch bohren und Reizungen, Schmerzen und sogar Infektionen hervorrufen. Ein eingewachsener Zehennagel ist sehr druckempfindlich. Es kommt dazu, wenn der Nagel zu kurz geschnitten wurde, besonders an den Seiten. Er kann auch durch Verletzungen, zu enge Schuhe oder übermäßige Schweißentwicklung entstehen. Heranwachsende Jungen sind besonders anfällig für eingewachsene Zehennägel. Beugen Sie vor durch sorgfältige Fußhygiene, gerades Abschneiden der Zehennägel und Schuhwerk, das die Zehen nicht zusammenquetscht. Versuchen Sie nicht, das Problem selbst zu lösen, sondern suchen Sie einen Arzt, einen Fußpfleger oder einen Orthopäden auf. Nicht massieren, wenn der Bereich schmerzt und/oder entzündet ist.

Nägelkauen

Das Nägelkauen oder die Onychophagie, um die medizinische Bezeichnung zu verwenden, ist eine sehr verbreitete Gewohnheit, besonders bei Kindern. In schweren Fällen können die Nägel bluten und ganz unansehnlich werden. Es ist schwer, diese Gewohnheit abzulegen, aber es lohnt die Mühe. Wenn Sie erst mal mit dem Nägelkauen aufgehört haben, wächst der Nagel normal nach. Eine gute Methode, die Angewohnheit aufzugeben, ist die Hand- und Nagelpflege. Wenn Sie erkannt haben, wie viel besser Ihre Nägel aussehen, ermutigt Sie das, mit dem Kauen aufzuhören. Tragen Sie immer eine Sandblattfeile bei sich, damit Sie spitzige Ecken jederzeit herunterfeilen können und nicht versucht werden, sie abzubeißen.

Nagelentzündungen

Sie werden meist durch denselben Pilz verursacht, der auch für den Fußpilz verantwortlich zeichnet, können aber auch davon unabhängig auftreten. In einigen Fällen lässt sich das Problem auf eine bakterielle Infektion zurückführen. Der Nagel verändert seine Farbe, wird oft cremeweiß oder gelb und auf der Unterseite pulverig und bröselig. Sorgfältige Hygiene ist unerlässlich, denn die Infektion kann auf die Fingernägel übergreifen. Nagelentzündungen können sehr hartnäckig sein. Wenn Sie von einem Pilz verursacht werden, sprechen sie meist auf dieselbe Behandlung an wie der Fußpilz. Eine bakterielle Infektion dagegen benötigt eine spezielle Behandlung. Wenn das Problem andauert oder Schmerzen und Reizungen verursacht, suchen Sie einen Arzt oder Fußpfleger auf. Nicht massieren, bis die Erkrankung geheilt ist.

Osteoarthritis

Die Osteoarthritis, welche häufig auch nur als „Arthritis" bezeichnet wird, betrifft besonders häufig Menschen über 60. Sie gilt auch als Abnutzungserscheinung, denn sie betrifft jene Gelenke, die im Laufe der Jahre am meisten beansprucht

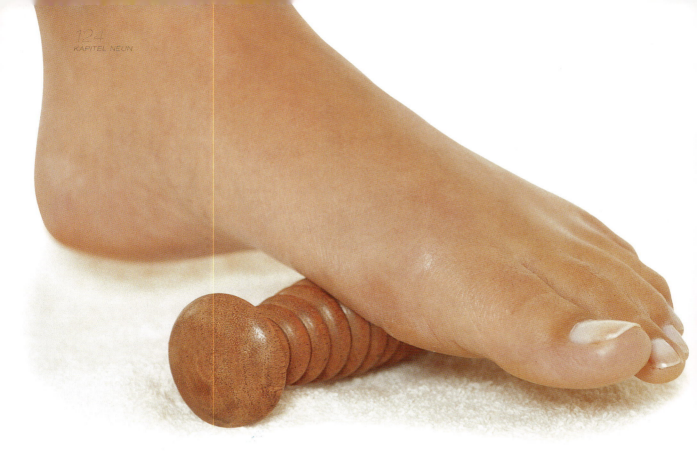

wurden. Der Gelenkknorpel bildet sich zurück und löst sich auf. Die Knochenenden können dann miteinander verschmelzen, was zu Steifheit, Entzündungen und Schmerzen in den Gelenken führt. Die betroffenen Gelenke schwellen an und sehen knotig aus. Oft ist der große Zeh betroffen, da auf diesem Gelenk täglich ein besonders hoher Druck lastet. Ihr Arzt oder Fußpfleger kann Ihnen Ratschläge zum Umgang mit der Osteoarthritis geben und eine Verschlimmerung verhindern. Beweglichkeitsübungen für Hände und Füße sind hilfreich, um den Bewegungsspielraum der Gelenke aufrechtzuerhalten – aber erzwingen Sie nichts. Massagen können Schmerzen lindern und eine vorübergehende Verbesserung der Beweglichkeit bewirken; massieren Sie aber nicht direkt das heiße, geschwollene oder entzündete Gelenk, denn dies erzeugt Wärme, die den Zustand verschlimmern kann.

Ausschlag

Ekzeme, Schuppenflechte und Dermatitis sind häufige Hautkrankheiten, die zu juckenden, roten Stellen führen. Nicht ansteckende Hautkrankheiten sprechen gut auf Massagen an – aber klären Sie, dass Ihr Massagepartner sich mit seinem Arzt oder Dermatologen abgesprochen hat. Nicht massieren, wenn die Krankheit nicht diagnostiziert ist oder Sie Zweifel haben. Massagen mit einem geeigneten Mittel erhöhen den Feuchtigkeitsgehalt der Haut und regen die Durchblutung sowie den Lymphfluss an, um Abfallprodukte zu entfernen und Infektionen zu bekämpfen. Bei Ausschlag nicht kratzen, denn dies kann zu offenen Hautstellen führen, die dann empfänglich für Infektionen sind.

Raynaudsche Krankheit

Bei dieser Erkrankung ist die Blutzufuhr der Extremitäten, gewöhnlich der Finger und Zehen, unterbrochen, weil die kleinen Blutgefäße verstopft sind. Sie ist häufig die Folge extremer Temperaturschwankungen – zu heiß oder zu kalt – oder von Stress. Finger und Zehen werden weiß und taub. Bei Erwärmung und wenn das Blut wieder zu zirkulieren beginnt, werden sie zuerst blau, dann hellrot. Nach einem Anfall kribbeln und schmerzen sie, und es kann bis zu einer Stunde dauern, ehe das Gefühl zurückkehrt. Frauen sind häufiger betroffen als Männer. Regelmäßige Massagen und Beweglichkeitsübungen (siehe Seite 116–119) fördern die Durchblutung der Extremitäten und reduzieren die Häufigkeit der Anfälle. Im Winter sollten Sie vorbeugen und die Tipps zur Verbesserung der Blutzirkulation auf Seite 114 befolgen. Tragen Sie gut sitzende Schuhe und vermeiden Sie Löcher in Strümpfen und Strumpfhosen. Ein Paar Baumwollhandschuhe unter Wollhandschuhen hält die Finger warm.

Rheumatische Arthritis

Rheumatische Arthritis betrifft sämtliche Gelenke und Muskeln der Hände und Füße, nicht nur ein spezielles Gelenk. Diese Krankheit tritt auf, wenn das Immunsystem das körpereigene Gewebe angreift. Rheumatische Arthritis umfasst chronische Entzündungen des Bindegewebes um die Gelenke herum – und betrifft oft die Finger und Zehen. Die Gelenke sind entzündet, schwellen an und werden steif. Sanfte Hand- und Fußmassagen in Herzrichtung verbessern die Durchblutung und regen den Lymphfluss an. Massieren Sie niemals direkt über ein heißes, geschwollenes oder entzündetes Gelenk – führen Sie Ihre Griffe ober- und unterhalb des Gelenks aus. Beweglichkeitsübungen für Hände und Füße fördern die Flexibilität der Gelenke. Tragen Sie gut sitzende Schuhe, die sich auch an Schwellungen anpassen, und suchen Sie regelmäßig einen Fußpfleger oder Facharzt auf.

Schweißfüße

Schwitzende, übel riechende Füße können viele Ursachen haben, darunter auch Stress. Es muss sich dabei nicht unbedingt um eine Krankheit handeln, aber wenn man nichts dagegen unternimmt, entstehen ideale Bedingungen für Pilzinfektionen. Achten Sie auf Fußhygiene und gehen Sie barfuß, wann immer das möglich ist. Tragen Sie im Sommer offene Sandalen. Waschen Sie täglich in warmem Wasser die Füße, fügen Sie zwei Tropfen Geranienöl hinzu, ein natürliches Deodorant. Sorgfältig abtrocknen und mit pilzhemmendem Puder bestäuben, um die Füße trocken zu halten und Schweiß aufzusaugen. Massagen beruhigen die Nerven – sind aber nicht angebracht bei Anzeichen von Pilzinfektionen. Tragen Sie Ihre Schuhe nicht zwei Tage hintereinander und bewahren Sie sie luftig auf.

Dornwarzen

Dornwarzen werden durch ein Virus ausgelöst, das durch kleine Verletzungen in die Haut gelangt. Sie entwickeln sich auf der Fußsohle. Ihre Größe kann unterschiedlich sein und um die 12 Millimeter Durchmesser betragen. Sie reagieren schmerzempfindlicher als Hühneraugen auf Druck. Die betroffene Stelle ist rau und unregelmäßig geformt mit sichtbaren kleinen schwarzen Punkten. Dornwarzen sind ansteckend und gedeihen in feuchter, warmer Umgebung. Um einer Ansteckung vorzubeugen, tragen Sie Badeschuhe in öffentlichen Umkleideräumen und benutzen Sie separate Handtücher für jedes Familienmitglied. Decken Sie die Warzen ab, um eine Verbreitung der Infektion zu vermeiden – und massieren oder ziehen Sie nicht daran herum. Die meisten Dornwarzen verschwinden innerhalb ein bis zwei Jahren von alleine, doch wenn Sie unangenehm oder schmerzhaft sind, sollten Sie einen Arzt oder Fußpfleger aufsuchen.

Warzen

Warzen werden durch dieselbe Virusinfektion ausgelöst wie Dornwarzen. Sie haben eine raue Oberfläche und treten gruppenweise auf. Warzen sind zwar harmlos, aber ebenfalls ansteckend, deshalb sollten Sie sie nicht massieren oder daran herumzupfen. Warzen können innerhalb eines Jahres ohne Behandlung wieder verschwinden, aber wenn Sie Bedenken haben, sollten Sie zum Arzt.

Ernährungscheck

Eine ausgewogene Ernährung ist unerlässlich für die Aufrechterhaltung der Gesundheit von Haut- und Nägeln. Und es ist nie zu spät, um Ihre Ernährungsgewohnheiten zu ändern, denn die Zellen erneuern sich fortwährend.

Die Flüssigkeitszufuhr erhöhen

Wasser ist die Grundlage der Gesundheit. Schon eine geringe Austrocknung führt zu trockener Haut, Flecken und brüchigen Nägeln. Wir verlieren täglich etwa 3 Liter Flüssigkeit durch Schwitzen, Atmung und Urin. Ein Teil davon wird durch die Nahrung ersetzt, aber nicht alles. Man sollte pro Tag acht Gläser Wasser trinken, aber bei Hitze, nach

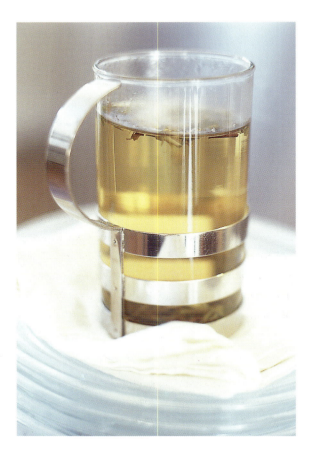

dem Sport und bei Stress oder Ängsten, wenn Ihr Körper höheren Anforderungen genügen muss, benötigen Sie mehr. Halten Sie immer eine Flasche Wasser griffbereit, sodass Sie über den Tag verteilt daran nippen können. Versuchen Sie, Kräutertees zu trinken. Kamille ist sehr entspannend, Brennnessel- und Löwenzahntee fördern das Nagelwachstum. Alkohol trocknet Nägel und Haut aus. Alkohol wirkt außerdem entwässernd, sodass Sie mehr Flüssigkeit ausscheiden, als Sie zu sich nehmen. Um Ihren Flüssigkeitsbedarf zu überprüfen, betrachten Sie einfach die Farbe Ihres Urins. Er sollte hell und blass sein. Dunkelgelber Urin ist ein Zeichen dafür, dass Sie mehr trinken müssen.

Essenzielle Nährstoffe

Essen Sie täglich mindestens fünf Portionen Obst und Gemüse, um Ihre Flüssigkeitszufuhr zu verbessern und Ihren Körper mit ausreichend Vitaminen und Mineralstoffen zu versorgen. Vitamin C ist unerlässlich für die Gesundheit, Erneuerung und Regenerierung der Haut und hilft bei der Bekämpfung von Infektionen. Es findet sich in Melonen, Ananas, Kiwis, Äpfeln, Aprikosen, grünen Blattgemüsen und Karotten. Vitamin A Mangel führt rauer, trockener, schuppiger Haut. Es ist in Karotten, Brunnenkresse, Kohl und Mangos enthalten.

Zink ist wichtig für das Wachstum und die Erneuerung der Zellen. Zinkmangel führt zu schuppiger, unelastischer Haut und brüchigen Nägeln und wird mit vielen Hautproblemen in Verbindung gebracht. Zinkreiche Nahrungsmittel sind zum Beispiel Körner, Nüsse, Samen, mageres Fleisch und Meeresfrüchte. Ein weiteres wichtiges Mineral ist Eisen, das besonders in magerem rotem Fleisch, dunkelgrünem Gemüse, getrockneten Früchten und Nüssen zu finden ist. Eisenmangel führt zu blasser Haut, schwachen Nägeln und erhöhter Kälteempfindlichkeit.

Ungesättigte Fettsäuren sind wichtig für unseren Stoffwechsel. Wenn Ihre Haut und Ihre Nägel sehr trocken und

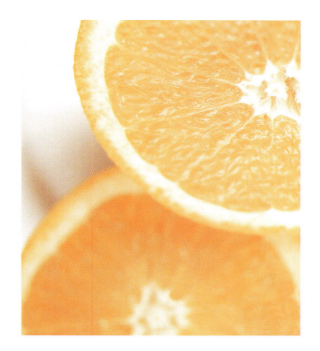

schuppig sind, erhöhen Sie den Konsum von ungesättigten Fettsäuren. Sie sind in fettreichem Fisch, wie Lachs, Makrele und Sardinen, sowie in Nüssen und Samen enthalten. Ungesättigte Fettsäuren finden sich auch in unraffinierten, kaltgepressten Ölen wie Sonnenblumen- oder Olivenöl – verwenden Sie diese Sorten für Salat. Knoblauch stärkt das Immunsystem bei der Bekämpfung von Infektionen; daher sollten Sie ihn in Ihren Gerichten nicht verschmähen.

Atmen ist leben

Ihr Körper braucht Sauerstoff, um gesund zu bleiben. Frischer Sauerstoff erzeugt die notwendige Energie für die Arbeit Ihrer Körperzellen – von den Fingerspitzen bis zu den Zehen. Dennoch atmen viele Menschen nicht richtig. Der häufigste Fehler ist rasches, flaches Atmen, was bedeutet, dass Sie nicht die volle Lungenkapazität ausnutzen. Wenn die Atmung nicht tief genug ist, gelangt die eingeatmete Luft nicht bis in die unteren Lungenflügel, wo das meiste Blut zirkuliert. Dadurch schränken Sie nicht nur die Sauerstoffzufuhr ein, sondern Kohlendioxid kann nicht ausreichend abtransportiert werden. Bei einer effektiven Atmung geht die Bewegung vom Zwerchfell aus, nicht vom Brustkorb. Das Zwerchfell, ein baldachinartiger Muskel, der die Brust vom Unterleib trennt, zieht sich nach unten, um mehr Luft in die unteren Lungenflügel gelangen zu lassen. Wenn Ihnen bewusst ist, dass Sie zu rasch oder zu flach atmen, sollten Sie versuchen, Ihren Atem zu kontrollieren. Das ist eine gute Übung, gerade in Stresssituationen. Sie werden bemerken, dass Sie sich anschließend viel entspannter fühlen.

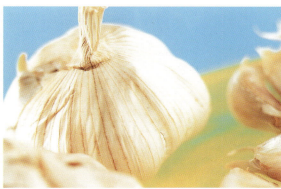

Atemübung

Nehmen Sie sich ein paar Minuten Zeit. Legen Sie sich auf den Boden. Atmen Sie tief durch die Nase ein, und ziehen Sie den Atem bis in Ihren Unterleib. Halten Sie ihn einen Augenblick, dann lassen Sie ihn hinausströmen, langsam und sanft. Stellen Sie sich vor, wie sich die Spannungen lösen, während der Atem Ihren Körper verlässt. Mehrmals wiederholen. legen Sie eine Hand auf die Brust und die andere auf den Unterleib. Die Hand auf Ihrer Brust sollte nahezu unbeweglich bleiben, während jene auf dem Unterleib sich hebt und senkt, während Sie ein- und ausatmen.

Fakten

Atemtechnik macht Ihre Massage effektiver – denn sie sorgt für eine bestmögliche Sauerstoffversorgung. Das bringt Energie und verbessert die Konzentration.

Index

A
Achillessehne 21, 115
Alkohol 126
Aprikosenkernöl 31, 32
Aromatherapie 31
Atemübung 55, 127
Ätherische Öle 29, 33
Arthritis 15, 123-124, 125
Ausschlag 124

B
Babymassage 10, 92 94, 93, 95, 96
Bänder 19, 21
Basiscreme 26
Bewegungsübungen 116-119
Bienenwachs 31
Blutkreislauf 10, 15, 16, 18, 19, 21
Borretschsamenöl 32
Brüchige Nägel 120

C
Creme 25, 27, 28

D
Diabetes 122
Dornwarzen 125

E
Effleurage 43, 44
Eingewachsene Zehennägel 123
Endorphine 10, 15, 91
Entspannungsreaktion 14
Entzündete Fußballen 121
Essenzielle Fettsäuren 126, 127

F
Feathering 43
Frostbeulen 121
Fußpilz 120
Fußübungen 118, 119, 120

G
Geranienöl 34

H
Handübungen 116, 117
Haut 16, 17
Hühneraugen 121, 122

J
Jojobaöl 32

K
„Kämpfe-oder-flieh"-Reflex 14
Kneten 44
Klopfen 45
Kinder 92, 93, 94
Knochen 19-21
Krämpfe 122
Kreislaufsystem 15

L
Lavendelöl 34, 35

M
Mandarinenöl 35
Mandelöl 25, 32
Maniküre 11, 91, 98, 100, 101, 102, 103, 104, 105
Massagemittel 24, 25, 26, 27
Melanin 16
Mineralien 126
Muskeln 19, 20, 21

N
Nachtkerzenöl 32
Nägel 17
Nagelentzündungen 123
Nägelkauen 123
Niednägel 122

O
Öl 25, 26, 27, 28
Ostheoarthritis 123, 124

P
Pediküre 106, 107, 108, 109
Pfefferminzöl 27, 36
Plattfüße 20, 122

R
Raynaudsche Krankheit 124, 125
Rheumatische Arthritis 125
Römische Kamille 36, 39
Rosmarinöl 39

S
Schwangerschaft 47, 90, 91
Schwarzer Pfeffer 33
Schweißfüße 125
Sehnen 21
Streichen 43

T
Teebaumöl 39

U
Überbeine 122

W
Warzen 125
Weihrauchöl 34
Weizenkeimöl 33

Z
Zedernholzöl 27